呼吸機能検査
Pulmonary function test

鈴木範孝 編著

の苦手意識をなくす本

エキスパートから
学ぶ
知識とコツ

医歯薬出版株式会社

｜編集

鈴木範孝 元　総合病院国保旭中央病院　診療技術局　中央検査科

｜編集協力

山本雅史 北海道大学病院　検査・輸血部

｜執筆（執筆順）

鈴木範孝 編集に同じ

田淵寛人 大阪大学医学部附属病院　医療技術部　検査部門

乙部菜摘 埼玉県立がんセンター　検査技術部　技師

並木　薫 元　埼玉県済生会栗橋病院　臨床検査科

中野英貴 医療法人社団光仁会総合守谷第一病院　検査科

寺崎英理 医療法人社団愛和会南千住病院　検査科

田邊晃子 慶應義塾大学病院　臨床検査技術室　臨床検査科　主任

田村東子 国家公務員共済組合連合会 虎の門病院　中央検査部　技師長補佐

池田勇一 東京慈恵会医科大学附属病院　中央検査部　技師長

山本雅史 編集協力に同じ

高谷恒範 奈良県立医科大学　麻酔科学教室　中央手術部　学内講師

藤澤義久 滋賀医科大学医学部附属病院　検査部　副臨床検査技師長

情野千文 東北大学病院　生理検査センター

松本久子 近畿大学医学部　内科学教室　呼吸器・アレルギー内科　主任教授

家城正和 埼玉県立がんセンター　検査技術部　副技師長

加藤政利 日本医科大学多摩永山病院　中央検査室　副技師長

This book is originally published in Japanese
under the title of :

KOKYUU KINOU KENSA-NO NIGATEISHIKI-WO NAKUSU HON

EKISUPA-TO KARA MANABU CHISHIKI TO KOTSU

（A book to eliminate the difficulty of pulmonary function test）

Editor :
SUZUKI, Noritaka
　Asahi General Hospital

© 2024　1st ed.

ISHIYAKU PUBLISHERS, INC.
　7–10, Honkomagome 1 chome, Bunkyo-ku,
　Tokyo 113-8612, Japan

序文

スペシャリストから学ぶ知識とコツで，
呼吸機能検査はもっと楽しくなる

呼吸機能検査は，呼吸器疾患の診断の補助，換気障害の程度や治療効果判定，術前評価など，臨床のさまざまな場面で必要不可欠であり，呼吸器診療の根幹となっている．

一方，検査の現場に目を向けると，学術的な原理や検査方法は確立されているが，苦手とする検査者も少なくない．その理由として，患者の協力が必要という性質上，検査の誘導にコミュニケーションが欠かせないこと，十分な知識や経験をもって検査を行う必要があることに加え，物理，化学などの学術的な内容も少なからず苦手意識の壁になっている．

そのような現状をふまえ，臨床検査学雑誌『Medical Technology』では2022年に全12回で「呼吸機能検査の苦手意識をなくそう！」を連載した．第一線で活躍する呼吸領域のスペシャリストにそれぞれのテーマで解説をお願いし，検査の現場で役立つ知識や技術を伝えてきた．その熱意に対しては予想以上の高評価をいただき，大きな励みとなった．

また，教育現場に目を向けると，2022年入学者の臨地実習より適用となった『臨地実習ガイドライン2021』で必ず実施させる行為にスパイロメトリーが追加されるなど，現場で臨床検査技師が実際に発揮できる技術・知識が求められていることがうかがえる．

これらの経緯から，本書では雑誌連載記事をアップデートし，さらに充実した内容として多くの方にお届けすべく，再編した．呼吸生理学や呼吸機能検査に対する苦手意識を克服し，楽しく，魅力的な領域の一つととらえていただけることを願って，書籍として発行する次第である．

新たに追加した内容は，総論部分の1章「呼吸機能検査が見えてくる，楽しくなる基礎知識」の「1．やさしく学ぶ呼吸生理のメカニズム」「2．呼吸器疾患の病態生理に役立つ呼吸生理のキーワード」「3．呼吸機能検査で用いる記号・専門用語・法則など」「5．呼吸・循環の相互関係から検査前に押さえておきたい知識とデータ」である．

また，2章以降の各論においても，連載内容に加えて最新の知見や技術を盛り込み，米国胸部疾患学会(ATS)，欧州呼吸器学会(ERS)のガイドラインや感染症対策も網羅した．スペシャリストが実践で培ってきた検査に関するコツや工夫などが図解を中心に紹介され，アップデートされている．

本書は，呼吸機能検査を学ぼうとしている方から初学者を指導する中堅以上の臨床検査技師，そしてその他のメディカルスタッフの方々にもわかりやすい内容になっている．ぜひ，今まで苦手意識があり，敬遠していた呼吸生理や呼吸機能検査，そして血液ガス・酸塩基平衡の領域について本書を通じて好きになっていただきたい．そして，本書で紹介した知識や技術，そしてコツなどを日常の検査やプライマリーケアに活用いただけたら幸いである．

最後に，執筆をいただきました先生方，編集協力をいただいた山本雅史先生，そして本書の出版にご尽力いただいた，医歯薬出版の白石泰夫社長，ならびに編集・作成にあたり，川岸，湯本，両氏に多くの時間を割いてご尽力いただいたことに深く感謝申し上げます．

2024年8月

鈴木範孝

(元　総合病院国保旭中央病院　診療技術局　中央検査科)

目次 | Contents

1章 呼吸機能検査が見えてくる，楽しくなる基礎知識
―呼吸機能検査を始める前に換気を中心としたアウトラインを学ぶ

1 やさしく学ぶ呼吸生理のメカニズム
　―換気のポイントを理解する〜肺の構造と機能〜
　　　　　　　　　　　　　　　　　　　　　　鈴木　範孝　2

2 呼吸器疾患の病態生理に役立つ呼吸生理のキーワード
　―病態理解に必要なキーワード
　　　　　　　　　　　　　　　　　　　　　　田淵　寛人　14

3 呼吸機能検査で用いる記号・専門用語・法則など
　―日常よく見かける記号や法則の基礎を理解する
　　　　　　　　　　　　　　　　　　　　　　乙部　菜摘　21

4 呼吸機能検査装置の精度管理
　　　　　　　　　　　　　　　　　　　　　　並木　薫　27

5 呼吸・循環の相互関係から検査前に押さえておきたい知識とデータ
　―知っておきたい呼吸機能に影響する心疾患とそのアプローチ
　　　　　　　　　　　　　　　　　中野　英貴　寺崎　英理　36

2章 呼吸機能検査の基礎知識と患者対応技術を学ぼう
―検査の概要，感染症対策，検査対応技術を学ぼう

1 呼吸機能検査の種類と全体像を理解しよう！
　　　　　　　　　　　　　　　　　　　　　　田邊　晃子　50

2 心理学的知識・原理を考慮した検査室への導入と
　検査対応のシミュレーションを頭に入れよう
　　　　　　　　　　　　　　　　　　　　　　田村　東子　55

3 呼吸機能検査の感染対策を学ぼう
　　　　　　　　　　　　　　　　　　　　　　田淵　寛人　62

本書は「Medical Technology」50巻1〜12号に掲載された連載「呼吸機能検査の苦手意識をなくそう！」を大幅に加筆・修正し，書き下ろしを加えて再構成したものである．

3章 スムーズな検査の実践へ
―押さえておきたい呼吸機能検査技術と理論・原理

1　得意になれる！　肺活量・努力肺活量　　池田　勇一　74

2　得意になれる！　機能的残気量（FRC）肺拡散能力（DL_{CO}）　　山本　雅史　87

3　得意になれる！　クロージングボリューム検査　　高谷　恒範　100

4　得意になれる！　オシロメトリー　　藤澤　義久　111

5　睡眠時無呼吸検査　　情野　千文　121

6　呼気一酸化窒素（呼気NO）測定の理論と技術を学ぼう　　松本　久子　136

4章 呼吸機能検査と血液ガスの関係，周術期の臨床応用を学ぶ

1　呼吸器疾患の典型例から呼吸機能・血液ガスの関係を学ぶ　　家城　正和　144

2　手術と呼吸機能検査（意義とデータの読み方）　　加藤　政利　156

5章 呼吸機能パラメータの臨床での使用

日常的に遭遇する2つのケースを中心に　　鈴木　範孝　166

索　引　172

1章

呼吸機能検査が見えてくる，楽しくなる基礎知識

—呼吸機能検査を始める前に換気を中心としたアウトラインを学ぶ

1章 呼吸機能検査が見えてくる，楽しくなる基礎知識 ——呼吸機能検査を始める前に換気を中心としたアウトラインを学ぶ

1 やさしく学ぶ呼吸生理のメカニズム
——換気のポイントを理解する〜肺の構造と機能〜

❯ 鈴木　範孝

POINT

- 換気の概略は，気道系，肺実質系，呼吸筋（ハードウェア）と呼吸調節（ソフトウェア）の仕組みを理解することが重要である．
- 換気に関係する呼吸生理学の知識を呼吸機能検査に活かすと，検査の精度向上と充実に役立つ．

はじめに

　肺でのガス交換のプロセスの理解には，換気・拡散・血流の三つの基本的な知識が必要となる．本稿では，第1のプロセスである換気にかかわる気道系と肺実質系，呼吸筋，呼吸調節について述べる．加えて呼吸機能検査に役立つ生理学の応用についても，図解を中心に紐解いていく．

構造上の特徴と機能

① 気道についての知識と検査への応用

1）気道の分岐の特徴を知っておこう！

　呼吸機能検査は吸気，呼気を一つの単位として，空気の移動の速度，容量を測定する．まず気道の解剖学的特徴について解説する．

⑴ポイント1：気道の縦の分布の特徴

　図1に示すように，気道は分岐が進むにつれて末広がりとなるトランペット型の構造をしている．ガス交換が行われる呼吸部では，総呼吸面積が増大する〔縦の分布（series）〕．気道の内径が2mmの気道を境にして口側の気道は

large〔あるいはcentral（中心）〕airway，肺胞側はsmall〔あるいはperipheral（末梢）〕airwayと分けて考えられている．

⑵ポイント2：気道の横の分布の特徴

　第2の特徴はすでに述べたように，肺内へ分岐が進むにつれて枝数が著しく増加することである〔横の分布（parallel）〕．この領域での病変は不均一に生じるが，分岐数が著しく増加した末梢の気道領域では不均一性はより顕著となる（表1）．この領域の抵抗は全気道抵抗の10％程度であるため，この領域の抵抗が2倍に増加しても全気道抵抗はほとんど変化しない[1]．そのため，臨床的に意義ある気道抵抗値として捉えることができない．

2）気道の分岐と病態領域を把握しよう！

　気道は表2に示すように，23回分岐し，導管部，中間領域，呼吸部と3つの領域に区分され肺胞で終わる．各領域でどのような病変が発症するのかを把握しておくことも，重要なポイントである．

3）気道内受容体と乾性咳嗽症例への対応のコツ

　図2に気道防御機構と各種反射について示す．鼻腔内はフィルター機能，加湿・エアコン

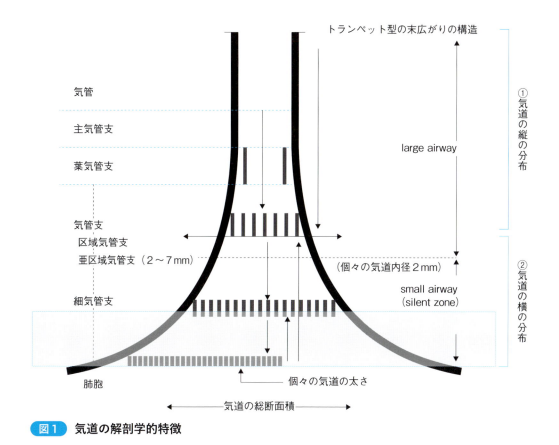

図1 気道の解剖学的特徴

表1 気道分岐の生理学的特徴

①気道の縦の分布の特徴
分岐が進むにつれて1本1本の枝の断面積は小さくなるが，気道断面積の総和は，気管から数えて分岐が肺内奥深く進むほど，大きくなる．

A：母気道の断面積
$A_1 + A_2 + A_3 + A_4 > A$
（娘気道の断面積の和）

②気道の横の分布の特徴
a：肺内への分岐が進むにつれ，枝数が著しく増していく．
b：横の分布では，病変が不均一に起こってくる．特に末梢の気道領域では不均一性がより顕著となる．

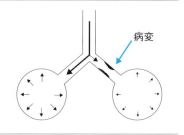

機能を有している．咽頭内には，①誤嚥性肺炎を防止する嚥下反射，②気管内には線毛による異物除去機能，③咽頭全体として乾燥防止や咳反射などの粘液・異物の排出などにかかわる刺激受容体など，いくつもの防御機構が存在する[2]．呼吸機能検査の応用として，肺線維症

表2 気道の分岐と病態領域

拡張（拡大）	狭窄（閉塞）	気管支肺の構造（気道内径）		分岐	
気管支拡張症 気管支性嚢胞	炎症，腫瘍，異物	気道（導管）部		0	軟骨あり
				1	
	気管支喘息 （中枢部気道～末梢気道に わたる病態） 慢性気管支炎 気管支軟化症			2	
				3	
		区域気管支 亜区域気管支（2～7mm）		4	軟骨なし
		小気管支 細気管支		5 ～ 16	
		終末細気管支 （0.5mm）			
慢性肺気腫 （小葉中心型） 細気管支拡張 （蜂窩肺）	びまん性汎細 気管支炎（DPB） 閉塞性細気管支炎 （BO）	中間領域		17	
		呼吸細気管支 （0.3mm）		18	
				19	
慢性肺気腫 （汎小葉型，巣状型） 老人肺	（肺胞性）肺炎 間質性肺炎 うっ血 拡張不全 肺胞蛋白症	呼吸部	肺胞道	20	
				21	
				22	
		肺胞嚢		23	

例や咳嗽症例への気道内受容体刺激による乾性咳嗽への対応がある．吸気時はノーズクリップを外して，鼻腔側からゆっくり吸気を取り入れ，素早く呼気を吐き出すと，フローボリューム曲線パターンの把握や努力肺活量（FVC）測定が可能となる症例もある（図2左上段）．

4）咳嗽のメカニズムと気道動態—気道閉塞の強い症例での検査中の咳は要注意

呼吸機能検査を実施していると，慢性閉塞性肺疾患(chronic obstructive pulmonary disease：COPD)で苦しそうな咳嗽をする患者に遭遇することがある．この時注意すべきは，まれではあるが胸腔内圧の異常上昇が咳失神を招来する点である．咳発作時の胸腔内圧は，健常

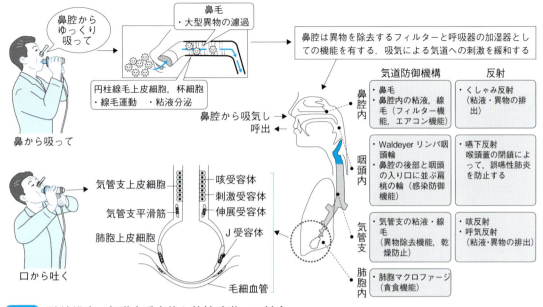

図2　肺線維症：気道内受容体と乾性咳嗽への対応

刺激受容体は上気道から肺胞まで存在し，上気道に多く存在する．分布の特徴は気道分岐部や気道内径が突然変化する領域に集中して存在する．肺線維症などでみられる咳嗽は吸気時の伸展受容体の刺激で起こる乾性咳嗽であるが，鼻腔からゆっくり吸気して呼出を速く行うことでフローボリューム・カーブの測定が成功することもある．

者でも最高160～200 cm H_2O，COPD患者では190～250 cm H_2O まで上昇することが確認されており，激しい咳発作では400 cm H_2O にも達することがある．この時，気管は圧縮され，膜様部が気管内腔に逆アーチ型に陥入し，断面積は安静時の16％程度まで減少する（図3右上）．

臨床例では，咳発作時に著しい呼気閉塞現象を起こしたCOPD症例（図4）の場合，画像所見や，その他呼吸機能所見としては図4①～⑦の所見を見ることが多い．このような状態になると気道周囲の弾性保持力が失われるため，吸気時に吸入された空気が呼出時に一部しか呼出されず，空気が肺胞内に捉え込まれる現象（エアートラッピング）が発生して肺過膨張となり，胸腔内圧は顕著な増加をみる．この時，細気道は過膨張肺によって圧迫され狭小化するため，呼気流速は減少する（図4-a, b）．本症例では，安静換気ループの呼気側は最大努力呼気のフローボリューム曲線とほぼ重なり（図4-b），もう一方はクロスしている（図4-a）．おそらく安静換気でさえも気道径が十分でなく，気流閉塞（flow limitation）が存在し，これ以上換気の流量を増加させる余裕が全くない状況と考えられる．安静換気でさえも気流閉塞のある状況は，重症なCOPDで現れやすく，フローボリューム曲線からある程度知ることができる．

図3に循環動態の変化から一過性に意識消失を伴う咳失神（tussive syncope）の誘発機序を示す．フローボリュームパターンで，1回換気ループ，呼気ループの隣接や，または交差しているようなパターンではすべての症例で咳失神を誘発するわけではないが，留意が必要である．入院症例では検査前に患者情報を共有して，咳失神の既往などがあれば，主治医に検査

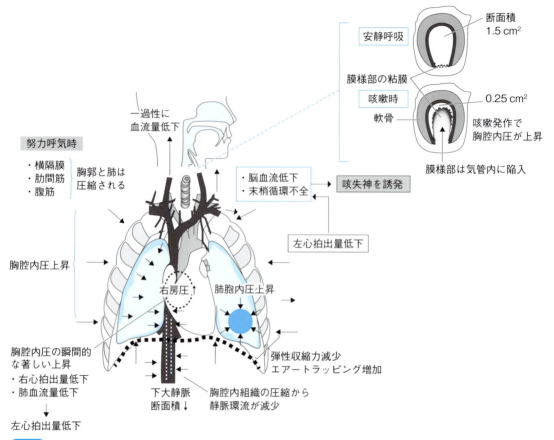

図3 咳嗽と胸腔内圧変化とCOPD症例での注意点

　　胸腔内圧の瞬間的な著しい上昇は，右房圧を上昇させ，静脈還流を減少する．その結果，心拍出量，脳血流の低下を生じ一過性の咳失神を誘発する．その他，気管は圧縮され，膜様部が気管内腔に逆アーチ型に陥入し，この時の断面積は安静時の16％程度まで減少する．

時の禁忌について相談することが最善と思われる．

5）末梢気道の解剖学的特徴と位置
　　―末梢気道の解剖学的特徴を理解しよう！

　厳密な定義はないが，内径2 mm以下の気管支を末梢気道，内径2 mm以上を中枢気道と便宜的に分類することが多い．

　末梢気道は直径2 mm以下の細気管支を示し，解剖学的には亜区域気管支以下の小気管支と細気管支を含む領域に一致する（図5-b）[3]．

　気道断面積の総和は，気管から数えて同じ分岐数の母気道断面積より娘気道断面積の総和の

ほうが大きく，肺内奥深く進むほど大きくなる（図5-a）[3]．

　気道径が1 mm以下となる終末細気管支，呼吸細気管支領域のsmall airwayはサイレントゾーン（silent zone）とよばれ，軟骨の消失や弾性線維の減少，線毛細胞の減少による分泌物排出機能の低下により，非常に脆弱で狭窄しやすい．これらの領域の異常検出を検出するには，スパイロメトリーでの1秒率（FEV_1/FVC）では検出しにくいため，small airwayに適した異常の検出法として，いくつかの方法が提唱されている（図5-b右下）（詳細は**3章スムーズな検**

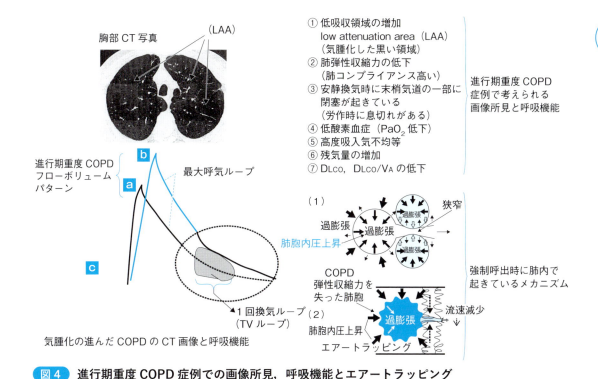

図4 進行期重度COPD症例での画像所見，呼吸機能とエアートラッピング

a：TVループに呼気ループが交差．
b：TVループに呼気ループが接している．

査の実践へを参照)[3]．

6）末梢気道の解剖学的部位を把握しよう！

内径2 mmの気道とはどのあたりだろうか．倉島らは，内径2 mmの気道は区域気管支入口部から胸膜までの中間地点前後にあり，COPDではやや中枢側にシフトすると報告した（図5-a)[3]．この領域は気腫性変化や気道病変が起こりやすく，気道自体の抵抗が増大する領域でもある．特に分岐数が著しく増加した末梢気道領域では，この傾向がより顕著となることが大きな特徴である．

2 肺についての知識と検査への応用

1）構造と機能

(1) 構　造

肺は半円錐形の実質性臓器で，それを包む胸郭という空間に収まって保護されている．肺の容積比は(右)3：(左)2である（図6-a)[4]．

(2)換気に関与する肺と胸郭の特徴

肺の表面を覆う臓側胸膜は，肺門部で折り返して壁側胸膜となる．両胸膜の間を胸膜腔とよび，潤滑作用のある漿液で覆われている．これは例えるならばスライドガラス2枚を水につけて密着させたような構造である（図7-b)[5]．胸郭は外側に広がろうとする一方で，肺は，実質と間質にある弾性線維やコラーゲン線維により内向きの弾性収縮力をもち，常に縮もうとする性質があるため，臓側胸膜と壁側胸膜の間の胸膜腔は常に陰圧がかかっている（図7-a)[5]．そのため，肺は胸腔内の陰圧に引っ張られて拡張している．しかし，胸郭内から肺を取り出すと小さく縮んでしまう（図6-b下)[4]．

肺は胸膜腔をすべるように動き，胸郭を変形

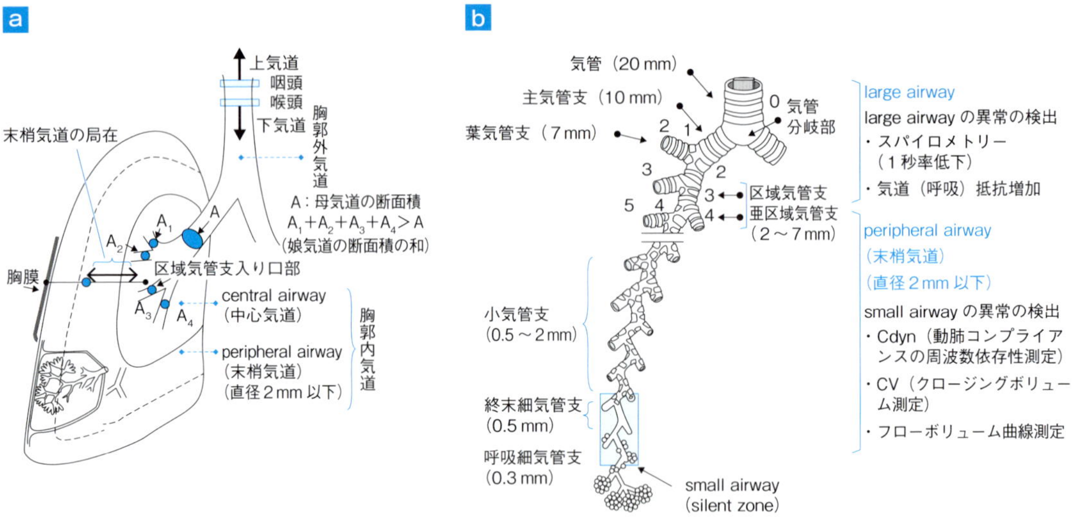

a

上気道
咽頭
喉頭
下気道

胸郭外気道

末梢気道の局在

A：母気道の断面積
$A_1+A_2+A_3+A_4 > A$
（娘気道の断面積の和）

胸膜

区域気管支入り口部

central airway
（中心気道）

peripheral airway
（末梢気道）
（直径2mm以下）

胸郭内気道

b

気管（20mm）
主気管支（10mm）
葉気管支（7mm）

0 気管分岐部
2 1
3
5 4 3
4
区域気管支
亜区域気管支
（2～7mm）

large airway

large airway の異常の検出
・スパイロメトリー
　（1秒率低下）
・気道（呼吸）抵抗増加

peripheral airway
（末梢気道）
（直径2mm以下）

small airway の異常の検出
・Cdyn（動肺コンプライアンスの周波数依存性測定）
・CV（クロージングボリューム測定）
・フローボリューム曲線測定

小気管支
（0.5～2mm）

終末細気管支
（0.5mm）

呼吸細気管支
（0.3mm）

small airway
（silent zone）

図5　末梢気道の局在と機能的特徴

気道は喉頭より上の上気道，喉頭より下の下気道に分けられる．また上気道は中心気道として表現されることもあり，この場合，咽喉頭である上気道と，気管，気管分岐部，主気管支，葉気管支あたりまでの下気道の領域を意味する．

末梢気道は直径2mm以下の細気管支を示し，解剖学的には亜区域気管支以下の小気管支（small bronchi）と細気管支（bronchiole）を含む領域に一致する．通常，細気管支以下の直径2～1mm以下の末梢気道を small airway とよんでいる．

small airway の機能的特徴は以下の2点が重要である．① 軟骨の消失・壁を形成する弾性線維，筋線維の減少により気道は狭窄を起こしやすい．② 線毛細胞の減少によって分泌物排出機能が低下し，喀痰の貯留をきたしやすくなる．

内径2mmの末梢気道は平均すると区域気管支入口部と胸膜との中間点よりやや外側に局在する．

気管内径が1mm以下の細気管支部の終末細気管支，呼吸細気管支領域の small airway は，病変が軽微なうちは胸部X線写真上にも陰影を作りにくく，発見が難しい．しかし，この領域は臨床的に重要であり，"silent zone" と呼称される．

させて，鼻腔から細気管支までの空気の出し入れを行っている．1回換気量を得る時胸膜腔内圧は，安静呼気位で－4cm H$_2$O，安静吸気位で－8cm H$_2$Oほどの範囲で変化している（図7-a）[5]．

2）肺胞の開存に働く仕組み

(1)サーファクタント

肺胞腔はⅡ型肺胞細胞，Ⅰ型肺胞細胞，コーン孔で構成されている（図8）．Ⅰ型肺胞細胞ではガス交換が行われ，非常に薄い構造が拡散を容易にしている．コーン孔は肺胞内をパトロールしているマクロファージという貪食細胞の通り道となり，マクロファージは肺胞に入り込んだ微細な粉塵を貪食して消化する．Ⅱ型肺胞細胞はサーファクタント（界面活性物質）を産生し，肺胞の表面を覆う薄い水の膜の表面張力を減少させて肺胞の安定性を保つ働きをしている．肺胞は内面が薄い水の膜で覆われているが，この膜には表面張力が働き，内側に縮もうとする．肺胞が内側に縮もうとする圧をP，水の表面張力をT，球の半径をrとするとP＝2T/r（図9左下）[6]の式が成り立つ．

この式からわかるように，球形物の内圧は壁の張力に比例し，半径に反比例する．表面張力

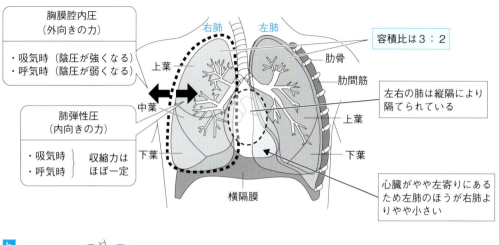

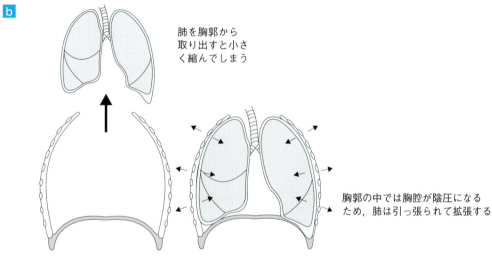

図6 肺の容積比と特徴（北一郎；2005[4]）より引用）
a：吸気・呼気時の肺内圧変化と容積比，b：肺の生理学的特徴．

Tは一定なので，内圧Pは半径に比例する．大きい肺胞は内圧が高いので，小さい肺胞は大きい肺胞に吸収されてつぶれてしまう．これを防ぐためにⅡ型肺胞細胞はサーファクタントを産生する．サーファクタントは内面に浮遊しているため，表面積が小さくなると単位面積あたりの濃度が高くなり，水の表面張力を低下させる（図9右下）[6]）．こうして肺胞がつぶれるのを防いでいる．

(2)インターディペンデンス

肺胞の開存に働くもう一つの仕組みとして，インターディペンデンス（interdependence；相互依存）といわれるメカニズムがある．これは，弾性収縮力をもつ隣接した肺胞群がそれぞれ内側に収縮しようとする力が相互に作用し，開存に作用する現象である．内径2mm以下の末梢気道は，これらの作用により牽引され開存している（図9）[6]）．

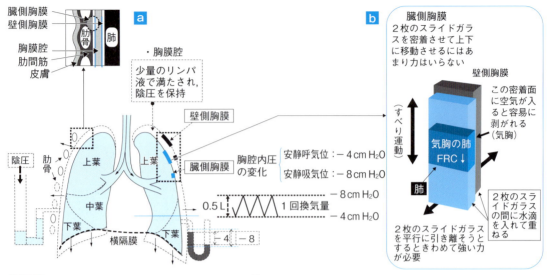

図7 肺・胸郭の構造と機能（奥津芳人；2009[5]）より引用）

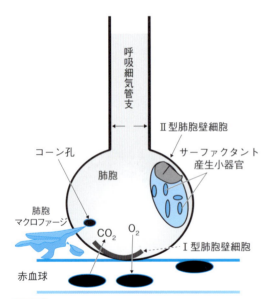

図8 肺胞腔の構造と機能

3) 呼吸筋についての知識と検査への応用
　　―換気に関与する呼吸筋の特徴

・呼吸筋の種類とはたらき（図10-a）

　安静換気の主役は横隔膜であり，ヒトの安静換気の70％程度を担っている．残りの30％は外肋間筋や呼気に関与する内肋間筋が担ってい

る．また，普段は活動しないが，分時換気量が異常に増加した時に活動する斜角筋や胸鎖乳突筋などの呼吸補助筋群がある（図11）．頸部の補助呼吸筋群の肥大や活動の亢進は，慢性の閉塞性障害や拘束性障害を示唆するサインとして，低肺機能症例での呼吸機能検査を実施する際に観察しておきたい重要な所見である．

　呼吸機能を予想する数値として，胸鎖乳突筋の肥大や活動の亢進が認められる症例では，$FEV_1<1.0$ L，％$FEV_1<50$％や，中斜角筋の活動性亢進ではFVC＜１Lを示し，胸鎖乳突筋の肥大は慢性の拘束性障害を意味することが多い．特に間質性肺炎のように肺が固くなる疾患，肺結核後遺症のような胸郭の動きが悪くなる疾患では斜角筋を使った努力呼吸が多い．これは肺や胸郭が固く，横隔膜が強く肺を引っ張る力に対抗するためには，長くて細い胸鎖乳突筋よりも，第１，第２肋骨を取り巻くように支える斜角筋群のほうが役立つためと考えられている[8]．

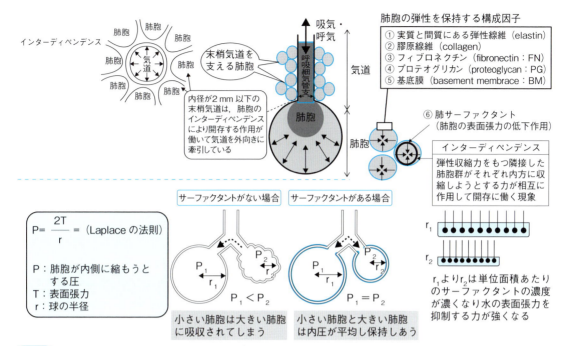

図9 肺胞開存の仕組み（花岡一雄；1999[6]）より引用）

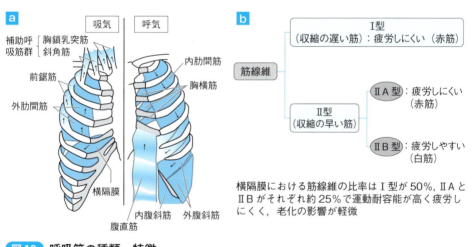

図10 呼吸筋の種類・特徴

矢印（→）：各筋肉の作用する方向．

・呼吸筋の筋線維の特徴と機能

　筋線維の特徴は，図10-bのように分類できる．横隔膜における筋線維の比率はⅠ型が50％，ⅡA型とⅡB型がそれぞれ約25％であり，運動耐容能が高く疲労しにくく，老化の影響が軽微であることが大きな特徴である．

4) **呼吸調節に関する知識**

　換気に関与する，気道，肺，呼吸筋などのハードウェアについて解説してきた．ここではソフトウェアとしての呼吸調節について解説す

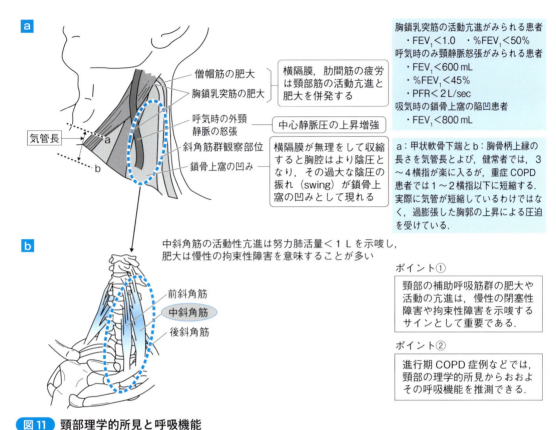

図11 頸部理学的所見と呼吸機能

る．

　我々は肺から酸素を取り入れて，炭酸ガスを排出するためには胸郭系を動かし，それによって受動的に肺を伸展・縮小させる必要がある．この時，換気運動は無意識のうちに行われているが，実際は中枢神経の延髄を中心とする呼吸中枢からインパルスが胸郭に送られて自発呼吸が成立している．呼吸中枢はさらに高次の大脳皮質などの中枢からも制御され，随意的に呼吸運動を変化させることができる．

　一方，呼吸運動の律動性に関与している仕組みとして，迷走神経反射があり，吸息によって肺が膨張すると迷走神経から興奮を中枢に伝え，吸息を停止して呼息に転換するヘリング・ブロイアー反射や，右心房圧の上昇が呼吸を促進するベインブリッジ反射を起こす(図12)．

　その他，血液の酸素分圧，炭酸ガス分圧，pHの変化を感知する頸動脈球部，大動脈球部にある化学的受容体などからのネガティブフィードバックによっても呼吸運動は制御を受けている(図13)[9]．

● 参考文献・引用文献
1) 堀江孝至：気道病変の機能障害. *medicina*, 21(1)：149-156, 1984.
2) 鈴木範孝：鼻腔から気道までの構造と機能. 臨床検査, 61(10)：1120-1126, 2017.
3) 倉島一喜：気道病変の画像と呼吸機能. 日本胸部臨床, 74(8)：846-852, 2015.
4) 北一郎：基本的な呼吸のしくみ(Chapter 1). 図解雑学呼吸のしくみ―肺と肺胞―. p.19, ナツメ社, 2005.
5) 奥津芳人：生理と病態(Ⅱ). ポケット集中治療―基礎から学ぶ患者管理. pp.62-63, 真興交易医書出版部, 2009.
6) 花岡一雄：呼吸生理(第1章). 麻酔生理学麻酔に携わる

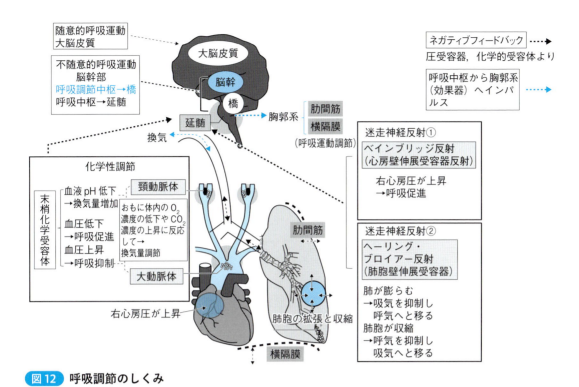

図12 呼吸調節のしくみ

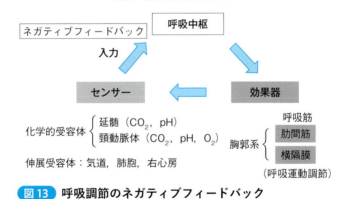

図13 呼吸調節のネガティブフィードバック

すべての医師のために．pp.16-17，真興交易医書出版部，1999．
7）長澄人：呼吸器内科鑑別診断スキルアップ．pp.45-47，中外医学社，2019．
8）江部充 編：呼吸機能検査の基礎 呼吸器系機能検査．臨床生理検査学．pp.234-235，講談社サイエンティフィク，1991．

1章 呼吸機能検査が見えてくる，楽しくなる基礎知識——呼吸機能検査を始める前に換気を中心としたアウトラインを学ぶ

呼吸器疾患の病態生理に役立つ呼吸生理のキーワード
——病態理解に必要なキーワード

▶田淵　寛人

> **POINT**
> - 呼吸器を換気力学的に解析するために重要な3要素は，圧力と気量と流量である．これらを用いてコンプライアンスや抵抗を算出する．
> - コンプライアンスは肺や胸郭の膨らみやすさを表す指標であり，気量と圧力の比率で求められる．抵抗は空気の通りづらさであり，圧力と流量の比率で求められる．
> - 呼吸仕事量は換気に必要なエネルギーの大きさを表す指標である．拘束性肺疾患ではコンプライアンスが低下して呼吸仕事量が増大する．閉塞性肺疾患では抵抗が上昇し，呼吸仕事量が増大する．

はじめに

呼吸は肺や気道，胸郭（呼吸筋を含む）などが相互に関係して成立している（1章-1参照）．この章ではこれらの機序の障害と疾患の病態生理の関係性について「コンプライアンス」，「抵抗」，「呼吸仕事量」という3つのキーワードに着目して解説を行う．

換気力学

コンプライアンスや抵抗は換気力学的指標である．

換気力学とは，換気を流体としての空気の動きと粘性・弾性をもつ呼吸器系の運動を力学的観点から考える学問であり，換気運動による圧力（P）変化・気量（V）変化・流量（$\dot{V}$）変化の3つの要素（換気力学の3要素）を解析する．

1) 圧力（pressure；P）

呼吸筋の働きや，胸郭や肺などの組織がもつ弾性によって発生した呼吸に関係する各部位間の圧力差（圧較差）を測定する．図1のように，測定したい各コンプライアンスや各抵抗によって圧較差を測る部位が変わる．

2) 気量（volume；V）

肺内に存在する絶対的な気体量（肺気量）や肺を出入りする気体量（換気量）を合わせて気量として扱う．肺気量分画でいうならば，残気量，機能的残気量，全肺気量は肺気量であり，一回換気量，予備吸気量，予備呼気量，最大吸気量，肺活量は換気量である．

3) 流量（flow；$\dot{V}$）

単位時間あたりに流れる流体（気体や液体など）の量を表すのが流量である．特に気体についての流量を表す場合は気流量ともいう．

14

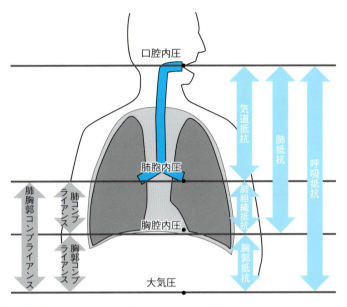

図1 圧較差とコンプライアンス，抵抗

コンプライアンス（compliance；C）

コンプライアンスは胸郭や肺の膨らみやすさを示す指標である．数値が高いほど肺や胸郭は膨らみやすく（柔らかい），逆に低いほど膨らみにくい（硬い）ということを示す．胸郭の膨らみやすさは胸郭コンプライアンス（Ccw），肺については肺コンプライアンス（CL），その両者の膨らみやすさを合わせたものが肺胸郭コンプライアンス（Crs）と呼び分けられる．

これらは胸郭や肺の内外の圧較差の変化 ΔP に対する気量の変化量 ΔV として計算される．

これを式に表すと，

$$C = \Delta V / \Delta P$$

となる．

1) 胸郭コンプライアンス（chest wall compliance；Ccw）

胸郭コンプライアンスは胸郭内外圧較差（胸腔内圧－大気圧）の変化量に対する気量の変化量である．

式に表すと，

$$Ccw = \Delta V / \Delta (Patm - Ppl)$$

（Patm：大気圧，Ppl：胸腔内圧）

となる．

胸郭は胸椎・肋骨・胸骨からなり，胸郭と横隔膜に囲まれた腔を胸腔という．肺は胸腔内に収まっており，胸郭の上部では胸骨が前後・上下に動作することで胸郭の容積を変化させる．この動きを，井戸水を汲み上げるポンプの持ち手にちなみポンプハンドル運動という．一方，胸郭下部では肋骨が左右・上下に動作して胸郭の容積を変化させる．この動きをバケツの持ち手にちなみ，バケツハンドル運動という．胸郭を広げる役割を担う呼吸筋は外肋間筋，斜角筋，胸鎖乳突筋などである．胸郭が変形したり，吸気筋が障害されたり，あるいは皮下脂肪が厚いことなどによってポンプハンドル運動やバケツハンドル運動が正常に行えなくなると，胸郭

Column 〜流量と流速〜

流量と流速は成書などでも混同されがちであるが，厳密には流速は流量とは異なる概念である．

流量が単位時間あたりに流れた気体の「体積」（m³/sec）であることに対して，流速は単位時間あたりに流れた気体の「移動距離」（m/sec）を示す指標である．

流速に気体が流れる管の通過断面積（m²）を乗ずることで流量（m/sec×m² = m³/sec）となる（図2）．

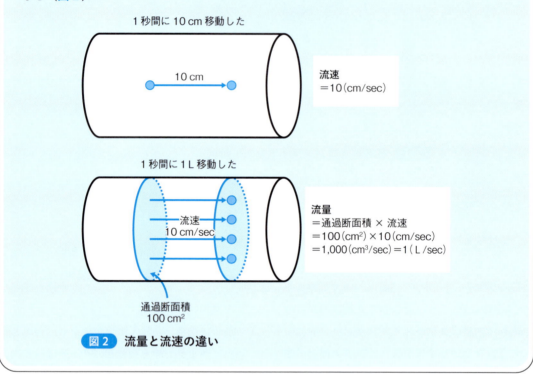

図2 流量と流速の違い

の拡張が妨げられ，胸郭コンプライアンスは低下する．

2) 肺コンプライアンス
（lung compliance；C_L）

肺コンプライアンスは肺内外圧較差（肺胞内圧－胸腔内圧）の変化量に対する気量の変化量で求められる．

式に表すと，

$$C_L = \Delta V / \Delta(P_{alv} - P_{pl})$$

（P_{alv}：肺胞内圧，P_{pl}：胸腔内圧）

となる．

1) 肺弾性収縮力

肺には弾性収縮力といって，ゴム風船のように常に縮んで小さくなろうとする力が働いており，この力が大きくなると肺コンプライアンスは低下する．この力は①間質の弾性組織と②肺胞内表面の組織液がもつ表面張力による作用を受けて発生する．

(1) 弾性組織による収縮作用

肺胞壁や血管，気管支の周囲の弾性組織（エラスチンやコラーゲンの線維）の網目状構造に

よって，肺は収縮しやすくなっている[1]．

(2)肺胞内表面組織液の表面張力

肺胞の内側は薄い組織液の膜によって覆われており，空気との境界に位置するこの組織液の水分子は，空気と接する表面積を小さくしようとするために互いに引き合って，全体として肺胞を収縮させる方向に力が働く（表面張力）．肺胞の内径が小さいほど収縮する力はより強くなる（ラプラスの法則）が，一方で肺サーファクタントという界面活性物質がこの表面張力に対抗してコンプライアンスを上昇させ，肺胞が虚脱してしまうことを防いでいる[1]．

2）肺胸郭コンプライアンス
（respiratory system compliance；Crs）

肺胸郭コンプライアンスは肺－胸郭内外圧較差（肺胞内圧－大気圧）の変化量に対する気量変化から算出される．

式に表すと，

$$Crs＝ΔV/Δ(Palv－Patm)$$

となる．

肺胸郭コンプライアンスと胸郭コンプライアンス，肺コンプライアンスには，以下の関係が成り立つ．

$$1/Crs＝1/Ccw＋1/C_L$$

抵抗（resistance；R）

抵抗は換気のしづらさに関する指標である．数値が高いほど換気がしづらいことを示す．抵抗には弾性，粘性，慣性の成分がある．

抵抗は流量の変化量 $Δ\dot{V}$ に対する圧較差の変化量 ΔP として計算される．

これを式に表すと，

$$R＝ΔP/Δ\dot{V}$$

となる．

$Δ\dot{V}$ は口元を出入りする気体の流量変化を測定し，ΔP については圧力の項に述べたように測定したい抵抗によってどの部位間で圧較差を測るかが変わる（図1）．

臨床的に測定されることが多い抵抗としては，呼吸抵抗 Rrs，気道抵抗 Raw などがある．測定される圧較差は，呼吸抵抗の場合は口腔内圧－大気圧較差，気道抵抗Rawの場合は口腔内圧－肺胞内圧較差で，それぞれ変化量を用いて算出する．

1 呼吸抵抗
（respiratory system resistance；Rrs）

呼吸抵抗は呼吸器系全体の抵抗を表し，オシロメトリー法によって呼吸インピーダンス Zrs の一部として測定される．オシロメトリー法では呼吸抵抗の他に呼吸リアクタンス Xrs も測定される（呼吸インピーダンス Zrs について詳しくは**3章-4参照**）．

2 気道抵抗（airway resistance；Raw）

呼吸器系の抵抗の大部分を占めるのが気道抵抗である．気道抵抗は慣性と粘性の抵抗成分の影響を受ける[2]．

Column　〜抵抗の成分〜

弾性：肺や胸郭の硬さを示し，コンプライアンスの逆数でもある．

粘性：気体同士，組織同士あるいはこれら相互の摩擦による抵抗．

慣性：気体が速度を変える時に生じる抵抗．

気道全体のなかで，気道抵抗に影響を与えているのは第7分岐までの中等度サイズの気管支であるといわれている[1]．

気体の流れが規則正しく滑らかである場合（層流），気道径が1/2の狭さになると気道抵抗は16倍になる（ポアズイユの法則）．反対に気体の流量が大きくなり不規則に乱れている場合（乱流）は粘性よりも慣性の影響が大きくなり，この法則は成り立たない．

気道抵抗は以下の式で表される．

$$Raw = \Delta(Palv - Pmo) / \Delta \dot{V}$$

（Palv：肺胞内圧，Pmo：口腔内圧）

呼吸仕事量
(work of breathing；WOB)

コンプライアンスが低くなったり抵抗が高くなったりすると，大きな換気量やより速い流量を得るためには，呼吸筋を働かせてより大きな圧力を加える必要がある（図3）．しかし，そのためにはエネルギーの消費量も増大する．この換気に要するエネルギーの大きさを，呼吸仕事量（WOB）と呼ぶ．呼吸仕事量が大きいということは，平たくいえば"呼吸がしんどい"という状態を意味する．

呼吸仕事量という概念は，換気障害と"呼吸のしんどさ"の結びつきを理解するうえで有用である．

呼吸仕事量の計算式は，

$$WOB = \dot{V} \times R + V_T \times 1/C$$

（$\dot{V}$：流量，R：抵抗，V_T：1回換気量，
C：コンプライアンス）

と表される[3]．

この式は抵抗（おもに気道抵抗Rawが反映される）が高くなるほど，また，コンプライアンスが低くなるほど呼吸仕事量は大きくなるということを意味している（図4）．

① 呼吸仕事量と疾患

1）拘束性肺疾患

拘束性肺疾患では，コンプライアンスが低下して呼吸仕事量が増大する．代表例としては間質性肺炎，神経筋疾患，胸郭変形などがある[4]．

(1)間質性肺炎

間質性肺炎は，肺胞壁の間質に炎症や線維化が起こり肺の伸展が妨げられる病態で，肺コンプライアンスが低下した状態である．

(2)神経筋疾患

神経筋疾患の具体例としては，重症筋無力症や筋萎縮性側索硬化症などがある．

胸郭を広げる働きをする横隔膜や外肋間筋などの吸気筋が障害されることによって，胸郭コンプライアンスが低下した状態である．

(3)胸郭変形

胸郭変形を起こす疾患としては，側彎症などがある．

胸郭が変形することによって肋骨や胸骨の正常なポンプハンドル運動やバケツハンドル運動が妨げられ，胸郭コンプライアンスが低下した状態である．

(4)肥　満

胸壁周囲の皮下脂肪によって胸郭が広がりにくいことと，さらに腹部の内臓脂肪の増加によって横隔膜および肺が押し上げられることにより，胸郭コンプライアンスと肺コンプライアンスがどちらも低下した状態である．

2）閉塞性肺疾患

閉塞性肺疾患では抵抗が上昇して，呼吸仕事量が増大する．代表例としては気管支喘息，慢

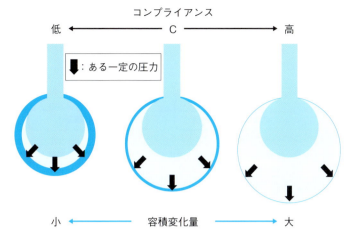

ある一定の圧力がかかったとき，コンプライアンスが低い（硬い）肺や胸郭ではその容積の変化量がより小さくなる．

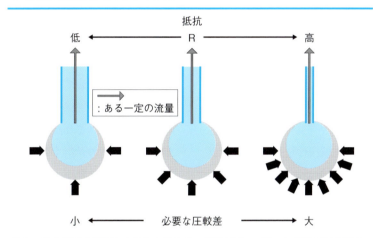

ある一定の流量を維持しようとするとき，抵抗が高い（狭い）気道では必要な圧較差がより大きくなる．

図3 コンプライアンス（上段）と抵抗（下段）の概念のイメージ

性閉塞性肺疾患（COPD），上気道閉塞などがある[4]．

(1)気管支喘息

慢性的な炎症により気管支の過敏性が亢進し，刺激に対して発作を起こす．気管支平滑筋の攣縮や粘膜の浮腫，粘液の過剰な分泌により気道径が狭くなり，呼気時，吸気時ともに気道抵抗が上昇する．

(2)慢性閉塞性肺疾患

COPDには慢性気管支炎と肺気腫の2つの側面がある．

①慢性気管支炎

気管支平滑筋の収縮や分泌物の増加によって気道径が小さくなり，気道抵抗が上昇する．

②肺気腫

気管支を周囲から牽引していた肺胞が破壊されることによって，気管支は呼気時に閉塞しや

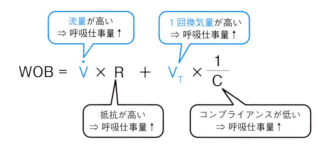

図4 呼吸仕事量の計算式と各要素の関係性

すくなり，気道抵抗が上昇する．さらに，肺コンプライアンスが上昇しているため肺自身の弾性収縮力のみでは呼出が不十分となり，努力呼出（エネルギーを使った呼出）が必要になって呼吸仕事量がより大きくなる．

(3) 上気道閉塞

咽頭や気管，主気管支などの太い気道が腫瘍などによって狭窄することにより，気道抵抗が上昇する．

狭窄部位が胸郭内であるか胸郭外であるか，可動性であるか固定性であるかによって，狭窄するパターンが吸気，呼気のいずれか，または両方へと変化する．

おわりに

本稿では，コンプライアンスや気道抵抗など教科書で目にすることはあるものの，多くの読者にとってあまり馴染みがないと思われる項目について取り上げた．また，呼吸仕事量と疾患の結びつきについても概説した．直感的に換気障害があれば呼吸がしづらいということはわかっていても，それがどのようなメカニズムで呼吸しづらいのか深く考えることによって患者の苦しみへの理解が深まる．読者の皆さんがこれまで以上に個々の患者と向き合い，寄り添って検査を行えるようになることを願いたい．

● 参考文献・引用文献

1) 桑平一郎 訳/West, J.B., 他 著：ウエスト呼吸生理学入門 正常肺編 第2版. メディカル・サイエンス・インターナショナル, 2017.
2) 北岡裕子：コペルニクスな呼吸生理. 克誠堂出版, 2015.
3) 古川力丸：世界でいちばん愉快に人工呼吸管理がわかる本. メディカ出版, 2013.
4) 長嶺祐介：「呼吸仕事量」を増大させる病態と疾患. 呼吸器ケア, 11(1)：88-96, 2013.

1章 呼吸機能検査が見えてくる，楽しくなる基礎知識 ――呼吸機能検査を始める前に換気を中心としたアウトラインを学ぶ

呼吸機能検査で用いる記号・専門用語・法則など
――日常よく見かける記号や法則の基礎を理解する

▶乙部　菜摘

> **POINT**
> - 呼吸機能検査で使用する記号や表現方法の決まりを学ぶ．
> - 気体に関する基本的な法則を把握する．
> - 気体の表現や換算方法を知り，検査装置に表示されている値を理解する．

はじめに

　血液ガス分析や呼吸機能検査では，さまざまな記号を使用している．ここでは日常よく見かける記号や法則の基礎を理解するため，呼吸機能で使用する記号の配列および表現方法，気体の状態や換算方法を紹介していく．

呼吸生理学で使用する記号の配列

1　表現方法（1次，2次記号）

　血液ガス分析や呼吸機能検査で使用している記号の配列や単位には一定の決まりがあり，「動脈血酸素分圧」を「PaO_2」と表記するなど，表現を簡潔にしている．表1に示す通り，記号は

表1　呼吸生理学で使用する1次記号と2次記号

記号	1次記号	
V	容積・体積	volume
V̇	気流量	flow
P	圧力・分圧	pressure
C	含量・濃度	content, concetration
C	コンプライアンス	compliance
F	ガス濃度	fractional concentration
S	飽和度	saturation
Q̇	血流量	blood flow per unit time
D	拡散係数	diffusion coefficient
R	ガス交換率	respiratory (gas) exchange ratio
R	抵抗	resistance
G	コンダクタンス	conductance
f	呼吸数	respiratory frequency

記号	2次記号	
気相		
I	吸気	Inspiratory
E	呼気	Expiratory
A	肺胞気	Alveolar
T	1回換気	Tidal
D	死腔	Dead space
B	大気	Barometric
L	肺	Lung
液相		
b	血液	blood
a	動脈血	arterial
c	毛細血管血	capillary
v	静脈血	venous
v̄	混合静脈血	mixed venous
w	水	water

呼吸機能検査で用いる記号・専門用語・法則など――日常よく見かける記号や法則の基礎を理解する　**21**

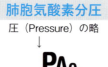

図1 酸素分圧の表記

1次記号と2次記号がある．1次記号は，呼吸数の「f」を除いて大文字のアルファベットで，圧力や容積などの物理的状態を表す．2次記号は，その性状や由来（測定部位）を1次記号の右下（下付き）に記載する．肺胞気など気相を表現する際は大文字で，動脈など液相を表す際は小文字で記すことになっている．さらにガスの種類などを化学記号で付け加える（図1）．

気流や血流のような単位時間あたりの変化量は，1次記号の上に微分記号「˙」の代用として「・（ドット）」を付けて表す．換気力学の分野では〔V̇〕が流量，Cがコンプライアンスを示すなど，しばしば異なる記号が使用されている．

平均（混合）を記載する際は，2次記号の上に「－（バー）」を付けて表し，〔CV̄$_{O_2}$〕は混合静脈酸素含量である．

2 単 位

呼吸生理学で使用する表示単位は必ずしも統一されておらず，SI単位（国際単位）系以外にも表2に示す単位がしばしば用いられる．ここでは代表的な単位をいくつか紹介する．

1）気体の圧力の単位

気圧の単位としては，hPa（ヘクトパスカル）が知られている．hPaはPa（パスカル）を100倍にしたもので，地球上の大気圧（1気圧）をhPaで表記すると，1,013 hPaとなる．

Pa（パスカル）は1 m^{2}あたり1 N（ニュートン）の力が加わるという意味で，1 kPaは7.5 mmHg（Torr）となる．従来，呼吸機能領域においてはmmHgが広く使用されてきたが，近年では，血圧などと区別するために，Torr（トール）を用いることが多くなっている．呼吸機能検査や血液ガス分析では，Torrで表示されている場合も多いが，TorrとmmHgとの差は1単位につき2×10^{-7}以下であるため，1 mmHg＝1 Torrと考えてよい．

2）容積の単位

体積の単位として，呼吸機能検査ではL（リットル），もしくはmL（ミリリットル）を使用している．mLはLの10^{-3}倍（＝1/1,000）である．

気体の法則（ボイル・シャルルの法則）

気体の法則にふれる前に，「気体は分子によって成り立っている」ということを理解しておく必要がある．気体の圧力は分子の熱運動によってできており，分子の運動が大きければ大きいほど，圧力は大きくなる．たとえば，風船

表2 呼吸生理学で使用する単位

	単位記号	単位の関係事項	使用例
圧力	cmH_2O	0℃で1cm^2の面にかかる水柱の高さ	
	mmHg	0℃で1cm^2の面にかかる水銀（比重13.595）の柱の高さ，　1 kPa＝7.50 mmHg	Pa_{O_2} など
	Torr	1 Torr＝1 mmHg	Pa_{O_2} など
	atm	1 atm＝760 mmHg（定義）≒1.0313×10^5Pa	
体積	L，mL	1 L＝$10^{-3}m^3$，　1 L＝1,000 mL など	VC など
時間あたりの量	L/min	1 min＝60 sec（min＝分，sec＝秒）	VE など
	mL/min		VO_2 など
	L/sec		REFR など
濃度（含量）	mol/L	1 mol/L＝$10^{-3}mol/m^3$	溶液中のガス量 CO_2 など
	mL/dL，vol%	1 mL/dL＝1 vol%　理想気体の場合，1 mol＝22.4 L（0℃，1 atm）	
熱量	cal	1 cal＝4.18605 J＝1/860 W・h	代謝量など
	kcal	1 kcal＝1,000 cal	

に空気を封じたとき，温度が高いほど風船が膨らむ．これは気体が熱をもつほど，気体を構成する分子の運動が激しくなるためである．

1）ボイルの法則

気体の圧力と体積の関係には，ボイル（Boyle）の法則「一定の温度では一定質量の気体の体積はその圧力に反比例する」[2]が成立する．例としては，温度を一定に保ったまま密閉した容器内の気体の体積を減らすと圧力が高くなる．これは体積の減少に伴い，分子が壁に衝突する回数が増え，圧力が高くなるためである（図2）．温度一定の条件下で，ある質量の気体が圧力 P_1 の時の体積を V_1，圧力 P_2 の時の体積を V_2 とすると，次の式が成立する．

$$P_1V_1 = P_2V_2 \text{ で,}$$
一般には PV＝k（k は比例定数）

2）シャルルの法則

シャルルの法則は，「一定質量の気体は，圧力が一定の時，温度が1℃上昇または下降するごとに，0℃の時の体積の1/273だけ膨張または収縮する」[2]が成立する．例としては，容器を加熱すると，容器内から発生した蒸気の体積が増加し，フタが浮き上がる．これは温度上昇により，分子が激しく運動し，体積が増加するためである（図2）．圧力一定の条件下で，ある質量の気体が温度 T_1 の時の体積を V_1，温度 T_2 の時の体積を V_2 とすると，次の式が成立する．

$$V_1/T_1 = V_2/T_2 \text{ で,}$$
一般には V＝kT（k は比例定数）

3）ボイル・シャルルの法則

ボイル・シャルルの法則とは，一定量の気体の体積は気体の圧力に反比例し，温度に比例するという法則で，ボイルの法則とシャルルの法則を合体した法則である．温度と圧力が一定の条件で，一定量の気体が，P_A T_A V_A の状態から P_B T_B V_B の状態に変わったとすると，$\dfrac{P_AV_A}{T_A} = \dfrac{P_BV_B}{T_B}$ というボイル・シャルルの式が導き出せる．ボイル・シャルルの法則は，後述する気体の状態の表現，ATPS，BTPS，STPDなどを導き出す際に使う式の基本となる．

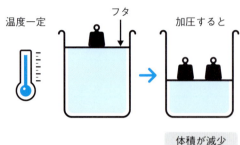

図2　ボイルの法則とシャルルの法則

理想気体の状態方程式

呼吸機能検査では気体を取り扱う．気体は目視で確認することができないため，気体を取り扱ううえで知っておきたい気体の状態方程式を紹介していく．

1 アボガドロの法則

アボガドロの法則とは「同じ圧力，温度の気体は同一体積中に，同じ数の分子が含まれる」という法則である．標準状態（0℃，1気圧）であれば，気体の種類を問わず22.4 L中に1 molの気体分子が含まれることになる．

つまり標準状態，22.4 Lであれば重いガス，軽いガスを問わずモル数が等しければ同じ圧力ということになる．この法則をボイル・シャルルの法則に導入することによって，以下のような理想気体の状態方程式を導くことができる．この式は気体に関する計算の基本となる．

> **Column　～ガスと水蒸気～**
>
> 「ガス」とは気体のことで，炭酸飲料には重曹（炭酸水素ナトリウム；$NaHCO_3$）が高圧で溶解している．栓を抜いた時に二酸化炭素が泡として発生するが，これは大気中の二酸化炭素分圧が非常に低いため，徐々に大気中に気体となって逃げてしまうためである．
>
> 「水蒸気」とは気体の状態にある水のことで，呼吸生理学では水蒸気が特に問題となる．水蒸気圧は環境圧には影響されないため，水蒸気の分圧は温度だけで決定できる．
>
> 呼吸生理学では体温37℃・湿度100％における水蒸気圧がしばしば取り上げられるが，これは47 Torrである．体内の気体の中には必ず水蒸気が含まれているため，呼気O_2分圧（P_{IO_2}）を求める計算などでは，ボイル・シャルルの法則を適用するために，$P_{IO_2}=(P_B-47)×0.21$のように，あらかじめ体温37℃での飽和水蒸気分圧を減じて計算する必要がある．

$$V = nRT/P \text{ あるいは } PV = nRT$$

V：体積，P：圧力，n：モル数，T：絶対温度，
R：理想気体常数（＝8.3144598…）

2 ドルトンの法則

混合気体では，ドルトンの法則「混合気体の圧力は，各々のガスでその容積を占めた時の圧力，すなわちガス分圧の和である」が成立する．たとえば，酸素21％（159.6 Torr），窒素79％（600.4 Torr）の場合，混合気体の圧力は159.6＋600.4＝760 Torr となる．

$$P = P_A + P_B$$

しかし，肺内のガスの圧力を計算する場合は，肺内の飽和水蒸気圧47 Torr が関係するため，あらかじめ飽和水蒸気圧を引いて計算する必要がある（コラム参照）．

3 ヘンリーの法則

ヘンリーの法則は気体の圧力と溶解度の関係を表す法則である．一定温度では一定量の溶媒に溶解しうる気体の分子数，物質量，質量は，気体の圧力に比例する．

$$C = d \cdot P$$

気体の状態の表現

気体は温度や圧力によって体積が変化するため，室温で測定した量と体温で測定した量とを単純には比較できない．日常の検査でも，体内から呼出された呼気は37℃であるが，室温は25℃であるため，呼気は冷やされ体積が減少する．一方，検査機器は室温と平衡しているため，体積は減少した値として測定される．

呼吸生理学では気体の状態として環境下状態のATPS，体内状態のBTPS，標準状態のSTPDの3つが測定条件として重要となる．これらの測定条件の意味とどのような検査項目に適応されるかについて記す．

1 ATPS（Ambient Temperature, ambient Pressure, Saturated with water vapor）

測定時温度（室温），大気圧，飽和水蒸気（湿度100％）で表す．

例：室内で採取し，計測した気量．

2 BTPS（Body Temperature ambient Pressure, Saturated with water vapor）

体温（37℃），大気圧，飽和水蒸気（湿度100％）で表す．

例：肺気量，換気量など肺内からの呼気量として測定された気量．

3 STPD（Standard Temperature, standard Pressure, Dry）

標準温度（0℃），標準気圧（1気圧），乾燥状態（湿度0％）で表す．

例：酸素消費量，二酸化炭素排泄量，肺拡散能力などガスを用いた際の気量．

換算の実際
（ATPS→STPD，ATPS→BTPS）

測定機器の進歩により，現在の機種は測定結果をATPSからBTPSへ変換し，計算された値が表示される．検者においては，測定機器に表示されている値がどの表示であるかを認識したうえで，気体の状態の表現について基本を理解し，検査を行うことが必要である．ここでは気体状態への換算の仕方の概略とその式を学ぶ．

気体の状態方程式P×V＝n×R×Tより，P×V/T＝k（定数）または一定．したがって，それぞれの測定条件では，

$$ATPS : P_B - P_{H_2O}(t℃) \times V / [273 + t] = K (1),$$
$$BTPS : [P_B - 47] \times V / [273 + 37] = K (2),$$
$$STPD : 760 \times V / 273 = K (3)$$

と表すことができる．これらの原型式（1），（2），（3）を組み合わせると，ATPS→STPD，ATPS→BTPSの係数（BTPSファクター）が得られる．計算式だけではわかりづらいため，例題を示したい．

例題

測定時の気圧は 700 mmHg，温度は 20℃（20℃の飽和水蒸気圧 17.5 mmHg）であった．BTPS ファクターはいくつか．小数点以下 3 桁で求めよ．

解答

測定時の圧力を V_{ATPS}，体内での状態の圧力を V_{BTPS} とする．

上記の式（1）と式（2）を結合すると

$V_{BTPS} = V_{ATPS} \times (273 + 37) / (273 + t) \times P_B - P_{H_2O} / P_B - 47$ が得られるため，

ここに数値を代入すると，

$V_{BTPS} = V_{ATPS} \times (273 + 37) / (273 + 20) \times (700 - 17.5) / (700 - 47)$

$V_{BTPS} = V_{ATPS} \times 310 / 293 \times 682.5 / 653$

$V_{BTPS} = 1.1058 \cdots \times V_{ATPS}$

したがって，BTPS ファクターは 1.106 となる．

おわりに

呼吸機能検査や血液ガスを学ぶうえで，記号の表記に悩むことは少なくない．今回，呼吸生理で使用するおもな記号や気体の法則，換算方法を中心に紹介した．

皆さんの知識習得に本稿の内容が少しでも役立てば幸いである．

● **参考文献・引用文献**

1）肺機能セミナー：臨床呼吸機能検査 第5版．pp.10-25, pp.395-408, 興版社, 1998.

2）鈴木範孝：呼吸療法で活かす！呼吸機能・血液ガスの知識．pp.36-46, 真興交易医書出版部, 2015.

3）日本臨床衛生検査技師会 監修：呼吸機能検査技術教本．pp.2-12, じほう, 2016.

4）並木薫：世界共通の記号・専門用語と単位．臨床検査, 61（10）：1152-1155, 2017.

5）日本臨床衛生検査技師会 編：呼吸機能検査の実際．2005.

1章 呼吸機能検査が見えてくる，楽しくなる基礎知識──呼吸機能検査を始める前に換気を中心としたアウトラインを学ぶ

呼吸機能検査装置の精度管理

▶並木　薫

> **POINT**
> - 機器メンテナンスの重要性を解説する．
> - 短時間で行うことのできる精度管理を紹介する．
> - 機器の原理を理解したうえで，機器のメンテナンスおよび精度管理を行う．
> - 機器のメンテナンスはメーカーにより多少異なることから，メーカーと相談のうえ決定する．

はじめに

　本稿では呼吸機能検査機器のメンテナンスと精度管理について，それぞれの機器の性質とともに説明する．

　メンテナンスに関しては，①メーカー（業者）の行う定期メンテナンスと，②時間ごと，毎日，数日，週，月，年間で我々臨床検査技師が行うものに分けられる．業者の定期メンテナンスと我々臨床検査技師の行うメンテナンスは一部重複している．本稿では，日常的に検査室で必ず行う必要のあるメンテナンスについて記載する．

　精度管理に関しては毎日行う必要があるが，短時間で機器の状態を把握できる方法について概説する．

短時間でできる精度管理のポイント

　生理機能検査は被検者を前に行う場合が多い検査であり，機器の不具合の発生は最小限にとどめる必要がある．機器の故障が発生すれば検査中止といった事態にもなりかねない．また，呼吸機能検査の多くは，被検者の最大の努力を引き出さなくては正確で臨床の期待する結果を得られない検査である．要するに，我々検者と被検者には信頼関係が必要である．その被検者の前で機器の故障が生じるなどともなれば，信頼関係は崩れ落ちることになり，状況によっては正確な検査すらできないといった事態にもなりかねない．

　一例として，機能的残気量測定〔ヘリウム（He）閉鎖回路法・開放回路法〕を施行した場合のことを以下に記載する．閉塞性疾患もなく換気不均等も少ない被検者のHe閉鎖回路法のHe濃度や開放回路法の窒素（N_2）濃度が安定しないとする．この場合，漏れを疑うが，日頃から機器のメンテナンスや精度管理を行っていれば，少なくとも機器の故障や劣化（一番考えられるものとして配管のピンホールによる漏れ）はないと断言でき，むしろ被検者側に原因があると考えられるため，自信をもってその対応ができる．しかし，機器の管理不足がある場合，

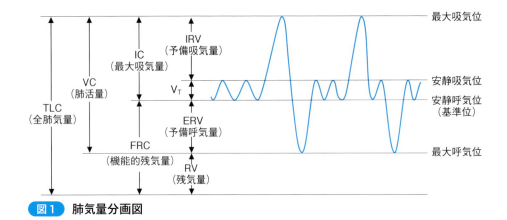

図1 肺気量分画図

被検者の問題なのか機器の問題なのかがわからず，被検者の前で失態をおかすのは明らかである．そのようにならないためにも，日頃の機器のメンテナンスと精度管理は必ず行う．

測定機器

肺気量分画（スパイログラム）を求める機器として，スパイロメータと機能的残気量（FRC）測定器がある．スパイロメータでは肺気量分画の残気量を求めることができないため，ガス分析器を用いて FRC を求め，スパイロメータで求めた予備呼気量（ERV）を差し引いて残気量（RV）を算出する（図1）．

それ以外の呼吸機能検査機器として，肺拡散能検査（DLco）とクロージングボリューム検査（CV）が呼吸機能検査システムに装備されている．したがって，ここではスパイロメータとシステムに搭載されているガス分析機器のメンテナンスと精度管理を紹介する．

機器と検査内容

1) **スパイロメータ**

残気量を除く肺気量分画を測定する．

2) **ヘリウム（He）ガスメータ**

FRC 測定の閉鎖回路法，および一回呼吸法による肺拡散能検査（DLcoSB）測定に用いられる．

3) **一酸化炭素（CO）ガスメータ**

DLcoSB 測定に用いられる．

4) **窒素（N_2）ガスメータ**

FRC 測定の開放回路法（N_2 洗い出し法）および CV 測定に用いられる．

スパイロメータ

一般的にスパイロメータには，①直接気量を測定する「気量型」と，②流速を求め積分して気量を求める「気流型」がある．①気量型ではローリングシール型（図2）が主流であり，②気流型では差圧式（図3）と熱線式（図4）および超音波を用いた伝播時間差法（図5）とドップラー法（図6）がある．

1) **ローリングシール型（気量型）**

1）メンテナンス

気量型は密閉した容器内で直接気量を測定する機器で，被検者からつながる蛇管と本体をつなぐ接合部，測定を行うローリングシールのドラムの部分のメンテナンスを行う必要がある．切換え弁の動作確認も行えれば最良であるが，

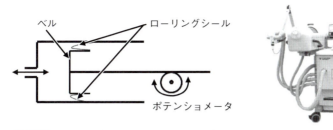

図2 気量型（ローリングシール型）

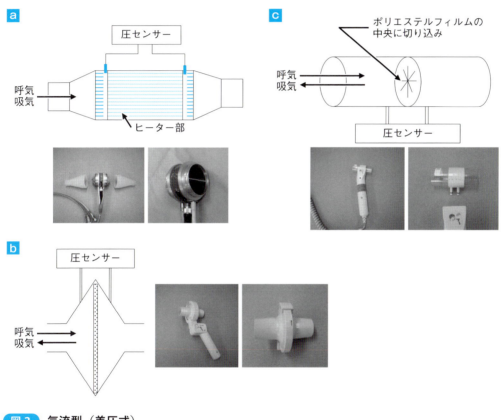

図3 気流型（差圧式）
a：フライッシュ型，b：リリー型，c：バリフローセンサー．

多くの施設はメーカーのメンテナンスにゆだねている．定期交換が必要な消耗品としては，ソーダライムと除湿剤がある．
① 蛇管の洗浄乾燥（検査ごとに行うのが望ましいが，呼吸フィルターを使用していることを考慮して，午前と午後で交換して洗浄している施設が多い）を行い，また接続時にはシリコングリースを塗り（メーカーによっては仕様が多少異なるので確認が必要），漏れを防止する．

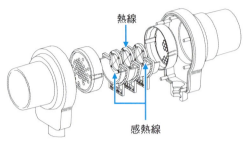

図4 気流型（熱線式）

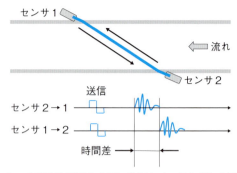

２つの超音波素子を交互に発信させ，それぞれの到達時間の変動量から流速を算出する．

図5 超音波の伝播時間差法

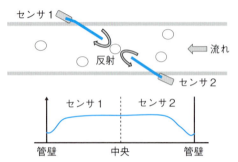

流体の中に含まれる気泡や固形物の反射による位相差を利用して流速を算出する．

図6 超音波のドップラー法

② 終業時の機器の清拭およびローリングシール内の清拭を行う（アルコールで行うとシリコンの劣化が予想されるため，水拭きを推奨する．清拭後は内部を乾燥させる）．

③ 終業時にはベルを一番手前もしくは一番奥（測定では使用しない場所）まで押し込み，終了する（自動的に移動する機種もある）．これは，ローリングシールに用いられるシールドラバーの中間地点は測定に関与する可動域部分であり，できるだけその部分のラバーの癖を少なくするためである．

④ リユースのマウスピースの洗浄と滅菌を行う（感染を防ぐことを目的として使用後に消毒剤に浸漬させてはならない．消毒剤の酸化作用によって唾液を凝固させ，洗浄の妨げになるため，洗剤洗浄してから滅菌を行う）．

※ ①〜④は毎日行う．

⑤ ソーダライム（ローリングシール用，分析機器用），除湿剤（分析器用）は定期的に交換を行う．

ソーダライムに関しては，劣化の指標としてエチルバイオレットの発色（紫色）で交換時期を判断するとされているが，検査によって水酸化ナトリウム（NaOH）と二酸化炭素（CO_2）の反応で強アルカリが失われ，ソーダライムは紫色を呈する．すると，CO_2とソーダライムの主原料の水酸化カルシウム〔$Ca(OH)_2$〕が反応して，NaOHが復活し，強アルカリとなり，元の白色に戻る．この反応はソーダライムのCO_2との反応の能力が強ければ短時間で行われるもので，脱色に時間がかかるようであれば，反応能力が低下したと考え交換する．すなわち指示薬による交換ではなく，検査を何回行ったかによって交換することが大切である．ただし，検査を週に数回程度しか行わない場合は，放置の時間（日数）が長くなってソーダライムの自然劣化が生じるため，検査件数の目安を少なくする必要がある．交換目安はメーカーによっても，また検査件数や交換日数によっても異なるため，

メーカーに相談して決めることを推奨する. ローリングシール用と分析機器用のソーダライムの交換時期は異なる. ソーダライム容器がそれぞれ異なっていることと, ガス分析の検査件数によってもソーダライムの劣化具合が異なることから, それぞれの交換時期を決める必要がある. 除湿剤のシリカゲルや硫酸カルシウムも, 定期的な交換を行うようにする. なお, シリカゲルを乾燥機で再生して使用することは推奨されない. これは, 乾燥によって粉砕した粉が機器の回路内に入り込む危険性が高いためである.

⑥ 真空ポンプの確認として, 稼働時の音に注意を払う.

オイルの量の確認は目視で簡単に行うことができる. オイルが減少したり汚れてきたら, メーカーにメンテナンスを依頼する.

⑦ ローリングシールラバーは経年劣化するため, 3～5年ごとにラバー交換と機器内部のパッキン類の交換・清掃をメーカーに依頼する. ラバー交換とパッキン交換で30～40万円程度が必要である.

2）精度管理

機器の安定までには電源投入後30分は要する.

ここでは短時間で機器の状態を把握できる方法を紹介する. メーカーで行う場合はもう少し時間をかけて細かい部分まで状態を把握するが, 以下に紹介する方法でも日常の検査を行うにあたり十分な精度管理であると考える.

① ローリングシールは口元のマウスピース・蛇管・本体接続部・ベルが密閉されていなくて

はならない. したがって, 較正器を用いて10～15回程度のシリンジの出し入れを行い, その時の較正器の量と一致しているかを確認し, 管理データとして記録する.

ばらつきや変動があれば, 回路内の漏れがあると考えられ, 確認作業を行う必要がある. これは毎日検査前に行う(始業点検).

精度管理モードがある機器はそのモードに切り替えて行う. 精度管理モードのない機器の場合は, ATPS[※1]からBTPS[※2]への変換がかからないように室温37℃, 気圧760mmHgと入力してから行う必要がある. 終了後, モードを戻すことを忘れないようにする. また, 精度管理のみならず較正器は必須である.

② 容量については確認できるが, 流速については精度管理を行うことは難しい.

流速に関しては専用の測定器をメーカーで所有しているが, その台数はきわめて少なく, 明らかに異常が見つからない限り, 点検してもらうことは困難である. そのため流速は, 検者のピークフローを基準として確認する.

2 差圧式・熱線式・超音波式（気流型）

1）メンテナンス

気流型はフローセンサーが命である. 差圧式では目詰まりに, 熱線式では熱線の汚れの付着に注意が必要である. また, センサー接続部の断線や変形にも目を向ける必要がある. 超音波端子は衝撃には弱く, 丁寧に扱うことが大切である.

① 気流型のメンテナンスは, 検査終了後のセンサーの洗浄と機器本体の清拭である.

※1 ATPS：ambient temperature and pressure saturated with water vapor. 測定時の室温・大気圧下, 水蒸気で飽和された状態.

※2 BTPS：body temperature and pressure saturated with water vapor. 測定時の大気圧下, 室温を体温に補正し水蒸気で飽和された状態.

呼吸機能検査装置の精度管理　**31**

機器本体のモニター画面によってはアルコール使用が不可の場合があるので，メーカー推奨の薬剤を含むペーパーで拭くか，もしくは水拭きを行う．

センサーによって洗浄方法が異なるので，メーカーに確認して行い，洗浄後は十分乾燥させてから組み立てる．

② 差圧式(ニューモタコメータ)に用いられる，抵抗体となるメッシュなどの交換は，精度管理をするうえで安定が失われる(較正できない)ようであれば行う．

2)精度管理

機器の安定までには電源投入後30分は要する．

気流型はただちに安定するとメーカーはいうが，機器全体が温まるまでの時間は必要と考える．

気流型は，その名のとおり直接気流量を測定する機器である．気量を微分すると気流量になり，再度微分すると加速度になる．反対にフローセンサーで求めた気流量を積分すれば気量になる．

要するに，較正器の容量は固定されており，どのような気流量で測定しても一定でなくてはならない．

容量は気流量を積分して求めており，どのような気流量(高気流・中気流・低気流)においても同じ容量を示す必要がある．したがって較正器を用いて高気流・中気流・低気流を作り出し，どの気流量においても較正器の容量が求められることを確認する．また，管理データとして記録する．

精度管理モードがある機器は，そのモードに切り替えて行う．精度管理モードのない機器の場合は，ATPS から BTPS への変換がかからないように室温37℃，気圧760mmHgと入力してから行う必要がある．

毎日検査前に行う(始業点検)．朝に時間がなく短時間で行う場合でも，高気流・中気流・低気流のうち最低2つは実施したうえで通常の検査を行う必要がある．

ガス分析器：He メータ，CO メータ

① 原 理

He メータ(図7)は気体(ガス)の熱伝導度の違いを利用した測定器である．表1に He 測定で関連のあるガスの，0℃における熱伝導率を示す．

基準ガスである空気の熱伝導率を1とした時，He が5.9と高いことを利用して，He の濃度を測定する．

ただし，ソーダライムの劣化により He メータへ伝導率の低い CO_2 が混入すれば，He 濃度は過小評価され，FRC は増加(過大評価)[※3]する．

② CO メータ(図8)

エレクトロケミカル式の分析器も使われているが，赤外線吸収を利用した分析器のほうが安定しているとのことで，現在でも使用されている．

1)メンテナンス

① 気量型で報告したソーダライムと除湿剤の定期的な交換を行う．

※3 He 閉鎖回路法による FRC 測定では，ボックス内に貯めた既知の He が，FRC レベルでボックスと接続されている．安静換気により He 濃度が安定した時の He 濃度の希釈率により FRC を求めるため，He 濃度が低下した分 FRC が多く評価される．

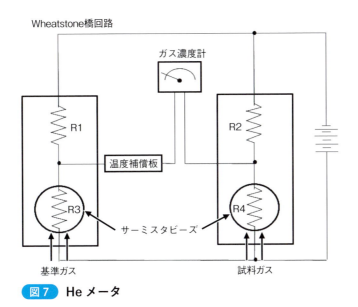

図7 He メータ

表1 He 測定で関連のあるガスの 0℃における熱伝導率

気体名	0℃の時の熱伝導率	空気を 1.0 にした時の比
空気	0.0241	1.000
N_2	0.0240	0.996
O_2	0.0229	0.950
CO_2	0.0145	0.602
He	0.1442	5.983

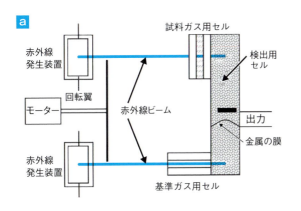 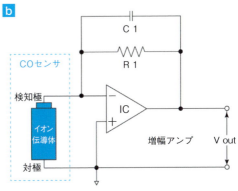

図8 CO メータ
a：赤外線吸収を利用，b：エレクトロケミカル式．

② 下記の精度管理で分析器の異常が発生した場合，各分析器の0点やゲインを調節する．機器によっては，分析器の調整をユーザーではなく，メーカー対応で行う場合もある．

③ DLco測定の準備を行い，較正器を用いた精度管理の際，サンプルバッグよりガス分析器へのサンプルを吸引する流速の確認を行うが，機器により確認できない機器もあれば，一目で確認できる機器もある（サンプルの吸引速度を測定する流速計がある場合）．

④ サンプルバッグ劣化による漏れの確認のために，サンプルバッグ洗い出しといったチェック機能があるので，週に1回は確認する（サンプルバッグにピンポイントの穴があると結果に大きな誤差を生じるため）．

⑤ メーカーによる定期メンテナンスを行う（機器内の清掃，センサーの点検，劣化部品の交換など）．

2）精度管理

機器の安定には電源投入後60分を要する．各社30分としているが，CO濃度に関して筆者が検討した結果，30〜50分の間に濃度変動があることが認められた．

本来であれば，既知のガスを分析して分析器の状況を確認する方法が望ましいが，そのようなサンプルガスの販売はない．メーカーとしてもそこまで望んでいないものと考える．そこで，代替手段としてDLcoSB法の検査準備を行い，人体ではなく較正器を用いてDLcoSB検査を行う方法が一般的にとられており，メーカーのメンテナンスにも使用されている．

通常の検査では4種混合ガスのHeガスとCOガスは，人体への吸入後，残気量によって希釈される．その後，COガスは拡散によってヘモグロビン（Hb）と反応して肺内のCO濃度はさらに希釈される．Heガスは不活性ガスであり，体内への吸収はないものとして扱われ，残気量の分だけ希釈される．

吸入した既知のCO濃度が残気量によって希釈され，その後，拡散反応によって再度希釈される．残気量によるHeガスの希釈とCOガスの希釈は同じであることから，残気量による希釈とその後の拡散による希釈を計算して，肺拡散能を算出する．

さて，較正器を用いると拡散は生じないことから，較正器の容量だけ希釈されることになり，Heガスの希釈率とCOガスの希釈率は同じでなくてはならない．したがって，両分析器に同時に故障が発生することがないという条件で，希釈率が等しければ両分析器は正常であるとしている．

毎日，検査前に確認して通常検査を行わなくてはならない．これは始業点検の場合も同様である．

③ N₂メータ（図9）

1）原　理

Giesler管イオナイザーが用いられている．N_2ガスの真空放電により発する赤紫色光を測定して，N_2濃度を求める．分析器を真空にするために，真空ポンプは必要となる．

2）メンテナンス

① N_2メータのメンテナンスより，真空ポンプのメンテナンスが大切である．

オイルの減少や汚れを定期的（週に一度）にチェックするとともに，ポンプ稼働時の音についても普段（正常稼働音）から注意し，カラカラなどの異常音が発生したら，メーカーにメンテナンスを依頼する．

② N_2メータの劣化は，下記の精度管理によって真空ポンプ稼働時にN_2濃度が75〜85で

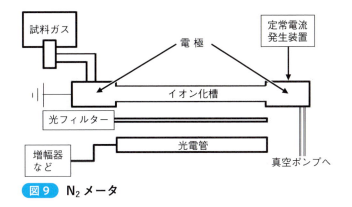

図9　N₂メータ

あった値が，徐々に低下してきた場合に疑う．N₂メータの0点とゲインを調整し，ゲインで50を下回る場合，機器がエラーメッセージを呈する．エラーとなると測定できないため，早めの交換を行う必要がある．

3）精度管理

機器の安定には電源投入後30分は要する．

① 各測定器の測定値画面にて，温度・気圧が正しいかを確認する．N₂濃度では真空ポンプOFFの数値をデータとして管理し，真空ポンプをONにした後，安定したところで数値をデータとして管理する．75～85程度で変動がないことを確認する．

② N₂濃度にばらつきがある場合は，メーカーに対応を依頼する．

③ 数値が少しずつ低下しても70を切らない限りは，0点やゲイン調整は必要ない．

おわりに

精度管理で使用する較正器に関して，年に一度はメーカーによる較正器の較正を行う．多くの施設で較正器を保有しているものの，一度も較正に出したことがないと聞くこともある．各施設で較正器を用いて点検や精度管理を行っており，その較正器が正しい量になっているのかを検証するのは当然のことである．メーカーによる較正には1万5,000～2万円の費用を要するが，安心して較正できることを考えれば安価であると考える．

● 参考文献・引用文献

1) 野村努，他：検査診断学への展望―臨床検査指針：測定データ判読のポイント―（第62回日本医学検査学会記念誌編集委員会 監修）．pp.444-448，南江堂，2013．
2) 日本臨床衛生検査技師会：呼吸器検査の実際．pp.16-24，2005．
3) Gregg, R. M.：肺機能検査マニュアル．pp.133-146，医歯薬出版，1990．
4) 並木薫：呼吸機能検査機器の測定原理．呼吸機能検査技術教本（日本臨床衛生検査技師会 監修）．pp.16-24，じほう，2016．
5) 星弘美：検査機器管理．呼吸機能検査技術教本（日本臨床衛生検査技師会 監修）．pp.210-225，じほう，2016．

呼吸・循環の相互関係から検査前に押さえておきたい知識とデータ
―― 知っておきたい呼吸機能に影響する心疾患とそのアプローチ

> 中野 英貴　寺崎 英理

POINT

- 呼吸・循環の相互関係より，その症状が呼吸器疾患なのか，心不全などの循環器疾患なのかの理解や鑑別が重要である．
- 実際の臨床現場においても，呼吸器内科と循環器内科が密に連携し，早期の診断および適切な治療介入が行われている．
- COPDと心不全が併存すると生命予後が不良となることが明らかとなっている．
- 息切れなどの症状や下腿浮腫などの身体所見の観察，さまざまな画像検査の結果から，呼吸器疾患と循環器疾患を鑑別できる知識が必要である．

はじめに

慢性閉塞性肺疾患(chronic obstructive pulmonary disease；COPD)患者の心不全のリスクは，非COPD患者と比較して高く，国内外の研究からCOPDと心不全が併存すると生命予後が不良となることが明らかにされている[1]．実際の臨床現場においても，呼吸器内科と循環器内科が密に連携し，早期の診断および適切な治療介入が行われている．検査を行う我々臨床検査技師も同様に，呼吸機能検査をするうえで，心不全や心疾患の症状や病態を理解しておく必要があり，また循環器疾患を検査するうえで，呼吸器疾患における症状や病態を理解しておかなければならない．もっとも重要なことは，呼吸・循環の相互関係を理解することであり，本稿では知っておかなければならない呼吸機能に影響する心疾患やそのアプローチについて述べる．

息切れについて

息切れや呼吸困難は日常臨床でよく遭遇する患者症状であり，呼吸をするのに努力を必要としたり，不快感を自覚する．その表現は，息がつまる，胸が圧迫される，呼吸が重い，努力しないと呼吸ができない，十分に息を吐けないなど主観的な表現であり，病態生理を反映している．息切れの原因を考えるうえで，Wassermanの循環の輪[2]がわかりやすく，換気，循環，代謝のいずれか一つでも問題をきたすと息切れが生じることが理解できる．換気であれば肺や気道の疾患，循環であれば心不全や心疾患，代謝であれば神経筋骨格系などの疾患が原因となり，その病態や疾患は大変多い．息切れなどの一つの症状から疾患を導くには，単一疾患として理解するのではなく，患者の身体を中心に総合的に理解することが必要である(図1)．

36

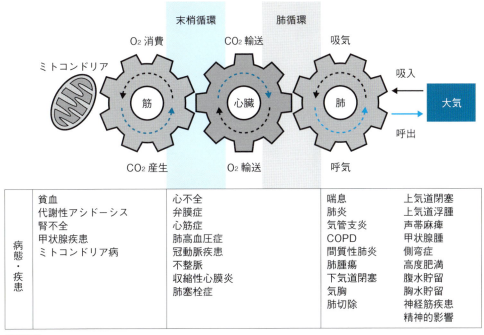

図1 Wassermanの循環の輪

Wassermanの循環の輪とは，人間はミトコンドリアに蓄えられたATP（adenosine triphosphate）を使って活動し，ATPの産生には酸素を必要とする．大気から取り込まれた酸素は呼吸の歯車により肺に取り込まれる．取り込まれた酸素はガス交換により血中へ移動し，次に循環の歯車によって全身に運ばれ組織へ供給される．細胞レベルにおける内呼吸，肺における外呼吸，それを結ぶ循環器系の関係を示している．

息切れの表現から疾患を推測する

一口に息切れといっても背景に存在する疾患によってその表現はまったく違い，胸部圧迫感であれば喘息や狭心症などの急性冠症候群があり，努力呼吸であればCOPD，肺線維症，神経筋疾患が鑑別にあがる．急性冠症候群における症状は，前胸部や胸骨後部の重苦しさ，圧迫感，絞扼感，息がつまる感じ，焼け付くような感じと表現されることが多いが，単に不快感として訴えられることもあり，鑑別には注意が必要である．刺されるような痛みやチクチクする痛み，触って痛む場合は狭心痛ではないことが多く，呼吸や咳，体位変換の影響は受けないとされている．

また，息が足らない，もっと息がしたいといった表現であれば，心不全や肺塞栓症，重度のCOPDなどが鑑別となる．体位としては，起坐位でないと苦しい状況や，右側臥位や左側臥位で楽な姿勢があるかといったことも重要であり，心不全患者は負荷を軽減するうえで，心臓を高くし自然と楽な体位をとることが多い．一般的に臥位になると呼吸が苦しい，夜息苦しくて眠れない，就寝後2～4時間ほどで呼吸困難で目が覚めるなどの訴えは心不全を示唆する症状であり，検査前における患者の観察や問診も重要である．また，心拍数が増加しているのか，呼吸数が増加しているのかも，心不全か呼吸器疾患かの鑑別に役立つとされている．

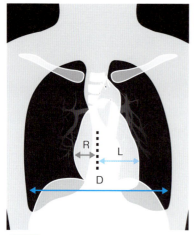

図2 心胸郭比

$$\text{CTR} = \frac{R+L}{D} \times 100\ (\%)$$

R：胸椎中線から心右縁までの
　　最大横径
L：胸椎中線から心左縁までの
　　最大横径
D：胸椎中部の最大横径

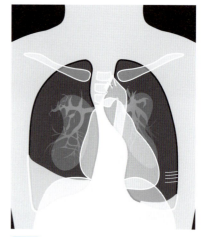

図3 心不全（心原性肺水腫）を疑う胸部X線写真

心拡大や形態的変化を評価する

　一般的に心不全になると心臓が大きくなったり，胸水が貯留すると理解している人も多いと思われるが，実際に心臓が大きくなっているのかを調べるには画像検査が必要である．心電図検査，胸部X線写真，心エコー図検査，CT検査などが施行されることが多いが，心電図検査のみで心拡大や心不全は評価することはできず，複数の検査にて総合的に判断される．すべての施設で心エコー図検査やCT検査が施行されているわけではなく，もっとも簡便で鑑別に有用な検査は胸部X線写真といえる．詳細な所見を理解することはできなくても，心臓が大きいのか，心不全を疑うべき所見はあるのかは比較的判読しやすく，ぜひ典型例は理解しておいてほしい．

1) 心胸郭比（cardio thoracic ratio；CTR）

　胸部X線写真において，胸郭（肺）でもっとも幅の広い部分の長さと，心陰影（心臓）のもっとも幅のある部分の長さの比である（図2）．心臓の拡大の程度を簡単に知ることができる方法であり，一般的に成人では通常50％以上で心拡大と判定される．

2) 心不全を強く疑う胸部X線写真

　心臓が拡大し，血管内容量負荷に伴う肺循環圧亢進により，血管外水分が異常増加した病態であり，胸水貯留も認められる．肺浮腫自体はすりガラス影，あるいは浸潤影として描出される．両側肺門部優位の浸潤影としてバタフライシャドウがみられる（図3）．

3) 肺気腫を疑う胸部X線写真

　肺の過膨張により透過性が高くなり，肺が正常よりも黒く映写される．さらに心臓と横隔膜が押し下げられ横隔膜が平坦化し，大動脈以下の心臓がほっそりとし"滴"のように見える滴状心所見がみられる（図4）．

息苦しいのは心不全が隠れていることも

数十年前までは，心不全は心臓の動きが悪いことから，心エコー図検査で左室駆出率（left ventricular ejection fraction；LVEF）が低下していれば心不全，LVEFが正常であれば心不全は否定的といった考えが一般的であった．しかし，さまざまな研究や臨床所見より，LVEFが保たれていても心不全を発症し，心不全患者の約半数は，LVEFが保持された心不全（heart failure with preserved ejection fraction；HFpEF）であることが認識されるようになった．心不全の分類としてLVEFが40％未満を，LVEFが低下した心不全（heart failure with reduced ejection fraction；HFrEF），50％以上をHFpEF，40〜49％をLVEFが軽度低下した心不全（heart failure with midrange ejection fraction；HFmrEF）と分類[3]している（表1）．

特にLVEFが保持された心不全（HFpEF）はLVEFが低下した心不全（HFrEF）に比べてCOPDの併存頻度が高く，死亡リスクに対するCOPDの影響はHFrEFに比べてHFpEFで大きいことが明らかとなっている[4]．その原因として，COPDでは全身性炎症反応が亢進していることに加え，酸化ストレスの増加や低酸素血症が心筋障害や不整脈の原因になるとともに，動脈硬化を促進させていることがあげられる．これらにより，COPDは虚血性心疾患を悪化させる．また，肺の過膨張や肺高血圧により左室拡張障害が生じ，左室容量低下，左室充満圧の上昇，一回心拍出量の低下をきたし，HFpEFなどの心不全に関与していると考えられている．したがってCOPD患者の左室拡張能を中心と

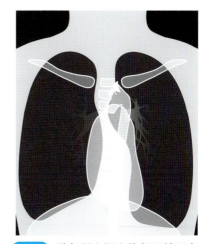

図4 肺気腫を疑う胸部X線写真

表1 左室駆出率（LVEF）による心不全の分類

名　称	LVEF	定義・特徴
LVEFが低下した心不全 （heart failure with reduced ejection fraction；HFrEF）	40％未満	左室収縮機能障害が主体． 現在の多くの研究では標準的心不全治療下でのLVEF低下例がHFrEFとして組み入れられている．
LVEFが保持された心不全 （heart failure with preserved ejection fraction；HFpEF）	50％以上	左室拡張機能障害が主体． 診断には心不全と同様の症状をきたす他疾患の除外が必要．有効な治療が十分には確立されていない．
LVEFが軽度低下した心不全 （heart failure with mid-range ejection fraction；HFmrEF）	40％以上 50％未満	境界型心不全． 臨床的特徴や予後は研究が不十分であり，治療選択は個々の病態に応じて判断する．

Column ～HFpEFの診断～

　　LVEFが保持された心不全（HFpEF）の診断は，①臨床的に心不全症状を呈し，②LVEFが正常もしくは保たれている，③左室拡張能障害を有する，の3点を基準として考えるのが一般的である．HFpEFは心不全患者の約半数と多くを占め，心エコー図検査におけるLVEF（LVEF）のみで心不全は診断できず，さらにHFpEFはLVEFが低下した心不全（HFrEF）に比べてCOPDの併存頻度が高く，死亡リスクに対するCOPDの影響がHFrEFに比べて大きいと理解しておく必要がある．実際に呼吸器内科から依頼のあった心エコー図検査や，日々の呼吸機能検査を行う際，心エコー図検査におけるLVEFではなく，"拡張障害があるか否か"に着目していただきたい（図5）[3]．

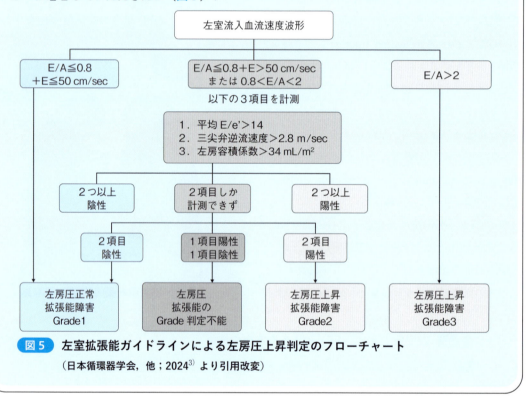

図5 左室拡張能ガイドラインによる左房圧上昇判定のフローチャート
（日本循環器学会，他；2024[3] より引用改変）

した心機能評価は大変重要であり，呼吸・循環の相互関係から，まず検査前に押さえておかなければならない重要な所見であるといえる．

肺高血圧症を理解する

　　慢性の呼吸器疾患が長期間続くと肺性心になることが知られている．肺性心は肺動脈性肺高血圧症を引き起こす肺疾患に続発して右室拡大が生じる病態である．さらに悪化すると右心不全の病態を呈するため，心不全と同様の身体所見となる．また，心臓喘息は重篤な左心不全により咳，痰，喘鳴を伴う呼吸困難発作を生じ，あたかも気管支喘息の発作のような喘鳴を伴う

状態となる．このように症状のみで循環器疾患と呼吸器疾患を確実に鑑別することは困難である．一つの鑑別ポイントとして，肺血管の病変は大変重要な所見であり，呼吸・循環の相互関係から肺血管障害といった肺高血圧症（pulmonary hypertension；PH）は必ず理解しておいてほしい疾患である．PH の自覚症状は，労作時息切れがもっとも特徴的であり，比較的早期に出現し，肺高血圧症に至らない段階でも認められる．この他に易疲労感や胸痛，動悸や咳嗽，喀血などを認めることもある．右心不全により，肝うっ血や消化管浮腫に伴う腹部膨満感，食欲不振などの消化器症状，下腿浮腫などを呈する場合もあり，その症状は多彩である．

① PH の分類

PH はおもに 5 つの群に分類[5]される．第 1 群：肺動脈性肺高血圧症（pulmonary arterial hypertension；PAH），第 2 群：左心性心疾患に伴う PH，第 3 群：肺疾患および低酸素血症に伴う PH，第 4 群：慢性血栓塞栓性肺高血圧症（chronic thromboembolic pulmonary hypertension；CTEPH），第 5 群：詳細不明な多因子のメカニズムに伴う PH である（表 2）．

第 1 群（PAH）はもっとも典型的な PH としての臨床像を呈する疾患であり，第 2 群（左心性心疾患に伴う PH）は左室の収縮機能障害，拡張機能障害，弁膜症がおもな原因となり，肺血管自体に病変をもつ PAH とは基本的に病態が異なる．第 3 群（肺疾患および低酸素血症に伴う PH）は，おもに肺疾患に由来する PH のグループである．第 4 群（CTEPH）は肺動脈内の器質化血栓が原因となって発症する疾患である．COPD，間質性肺疾患，睡眠呼吸障害，慢性の高地低酸素曝露など，種々の肺疾患や低酸素血症に合併する．通常，肺実質障害による PH で

は，高度の肺高血圧は少ないと報告されている．

② 慢性血栓塞栓性肺高血圧症（CTEPH）

CTEPH は，深部静脈血栓症（deep vein thrombosis；DVT）などが原因となり，肺動脈が器質化した血栓により慢性的に閉塞をきたして PH を合併し，労作時の息切れなどを強く認める疾患である．主要な症状および臨床所見に労作時息切れや，突然の呼吸困難，胸痛，失神などを認め，さらに DVT を疑わせる臨床症状（下肢の腫脹および疼痛）が以前に少なくとも 1 回以上認められていることも臨床所見にあげられている．厚生労働省の指定を受けた指定難病であり，患者数は年々増加している．平均肺動脈圧が 30 mmHg をこえる症例では，PH は時間経過とともに悪化する場合も多く，一般には予後不良であるとされている．

③ DVT と下腿浮腫の性状

DVT は肺塞栓症の原因であり，静脈還流障害，内皮の損傷または機能不全，凝固亢進状態によって発症する．DVT の下腿浮腫は急性片側性下腿浮腫であることが多く，発赤や熱感，腫脹が乏しい際は DVT を考えなければならない．また，発赤や熱感，腫脹が片側性下腿浮腫と同時に生じるのであれば下腿の蜂窩織炎を疑う．心不全，肝不全，腎不全では全身性の浮腫や両側下腿浮腫を認めることが多く，下腿浮腫においても検査前の患者を観察する際の重要なポイントとなる．

心エコー図検査による推定収縮期肺動脈圧の計測

PH の診断，重症度判定，治療効果判定において，ゴールドスタンダードは右心カテーテル法である．しかし，右心カテーテル法は，侵襲

呼吸・循環の相互関係から検査前に押さえておきたい知識とデータ——知っておきたい呼吸機能に影響する心疾患とそのアプローチ　**41**

表2 再改訂版肺高血圧症臨床分類

（日本循環器学会；2021[5]　より引用改変）

第1群　肺動脈性肺高血圧症（PAH）

1.1 特発性 PAH
1.2 遺伝性 PAH
　　1.2.1 BMPR2
　　1.2.2 ALK1，ENG，SMAD9，CAV1，KCNK3
　　1.2.3 不明
1.3 薬物・毒物誘発性 PAH
1.4 各種疾患に伴う PAH
　　1.4.1 結合組織病
　　1.4.2 HIV 感染症
　　1.4.3 門脈圧亢進症
　　1.4.4 先天性心疾患
　　1.4.5 住血吸虫症

第2群　左心性心疾患に伴う肺高血圧症

2.1 左室収縮不全
2.2 左室拡張不全
2.3 弁膜疾患
2.4 先天性/後天性の左心流入路/流出路閉塞および先天性心筋症

第3群　肺疾患および/または低酸素血症に伴う肺高血圧症

3.1 慢性閉塞性肺疾患
3.2 間質性肺疾患
3.3 拘束性と閉塞性の混合障害を伴う他の肺疾患
3.4 睡眠時呼吸障害
3.5 肺胞低換気障害
3.6 高所における慢性曝露
3.7 発育障害

第4群　慢性血栓塞栓性肺高血圧症（CTEPH）

第5群　詳細不明な多因子のメカニズムに伴う肺高血圧症

5.1 血液疾患：慢性溶血性貧血，骨髄増殖性疾患，脾摘出
5.2 全身性疾患：サルコイドーシス，肺組織球増殖症，リンパ脈管筋腫症
5.3 代謝性疾患：糖原病，ゴーシェ病，甲状腺疾患
5.4 その他：腫瘍塞栓，線維性縦隔炎，慢性腎不全，区域性肺高血圧症

度から考えても頻繁に行うことは難しく，心エコー図検査で評価されることが多い．近年，心エコー図検査による右心機能の評価方法が多数提言され，PH における心エコー図検査での右心機能評価は一般化され，確立されている．スクリーニングはもとより，重症度判定，薬剤投与後の経過観察などの面でも，心エコー図検査の重要度が増している．右室流出路狭窄や肺動脈弁狭窄がなければ，収縮期肺動脈圧は収縮期右室圧と等しいとされている．心エコー図検査では連続波ドプラを用い，三尖弁逆流速度波形の最大血流速度を算出し，簡易 Bernoulli 式に代入して収縮期右房－右室間圧較差を算出できる．この値に右房圧を加えることで，収縮期右室圧（収縮期肺動脈圧）を算出できる（図6）．

大変明確でわかりやすい値である収縮期右室圧も絶対的な値ではなく，三尖弁逆流速度より簡易 Bernoulli 式で算出された圧較差であり，右心機能が低下していたり，静脈圧に上昇を認める際，過少評価となり低く算出されたりする

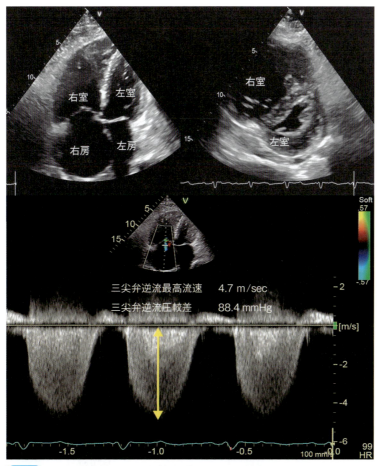

図6 三尖弁逆流による収縮期肺動脈圧の推定

収縮期右室圧（収縮期肺動脈圧）＝ 4 ×（4.7 m/sec)^2 ＋右房圧で推測できる．連続波ドプラを用いて三尖弁逆流最大血流速度を算出し，簡易Bernoulli式（$\triangle P = 4 \times V^2$）より，収縮期右房―右室間圧較差を算出する．これに右房圧を加えることで，収縮期肺動脈圧を推定することができる．本症例は肺高血圧症の分類（表2）において第1群（PAH）症例であり，左室を圧排する著明な右心系の拡大と収縮期肺動脈圧の上昇を認めた．

傾向にある．流体収束流の際に適応され，異常に右室や右房が拡大している症例において，三尖弁逆流は層状流となり適応できないため注意が必要である．PHは，安静時の右心カテーテル検査における安静時平均肺動脈圧が25 mmHg以上の場合と定義されている．心エコー図検査で算出された収縮期肺動脈圧は三尖弁逆流最大速度を2乗することや，右房圧の推定にも誤差を含むこともあり，PHのスクリーニングにおいては三尖弁逆流血流速度を使用することが推奨されている（表3）．

・右房圧の推測

右房から1〜2 cmの部位で計測した下大静脈径，またその呼吸性変動の有無により右房圧を推定できる．心エコー図検査に携わっていない方でも，下大静脈に拡張を認め，呼吸性変動

表3	心エコー図検査による肺高血圧症の可能性	

三尖弁逆流ピーク血流	肺高血圧症を示唆する他の心エコー所見	肺高血圧症の可能性
≦2.8 m/sec または計測不可	なし	low
≦2.8 m/sec または計測不可	あり	intermediate
2.9〜3.4 m/sec	なし	intermediate
2.9〜3.4 m/sec	あり	high
>3.4 m/sec	あり/なし	high

表4	下大静脈による右房圧の推測			

推定右房圧	0〜5（3）mmHg	5〜10（8）mmHg	15 mmHg	
下大静脈径	≦2.1 cm	≦2.1 cm	>2.1 cm	>2.1 cm
下大静脈呼吸性変動	>50%	<50%	>50%	<50%

が低下していれば右房圧が上昇していると理解してほしい（表4）.

弁膜症の影響

呼吸・循環の相互関係から考えても心臓弁膜症は必ず理解しておかなければならない. 心臓弁膜症における症状はその重症度や治療方針に大きく影響し, 重症化すると呼吸苦や息切れ, 下腿浮腫などの心不全症状を伴い, 肺疾患であるのか, または肺疾患を併存しているのかの判断に大変苦慮するといえる.

一般的に慢性弁膜症は経過が緩徐であるため, 無意識に症状が出るような活動を避けるようになり, 患者が症状を自覚していないことがある. 特に高齢者ではこのような傾向が強く注意が必要であり, 聴診に加え検査の前に病歴の聴取も大変有用である. 左心系弁膜症では, 左房圧の上昇から二次的なPHを合併（表2）することがある. 特に大動脈弁狭窄症（aortic stenosis：AS）, 僧帽弁閉鎖不全症（mitral regurgitation：MR）などは, 安静時および運動時のPHが症状や予後と関連することが知られている.

また, 高齢化に伴い心房細動の患者が増加し, 心房細動による弁輪拡大が二次性の僧帽弁閉鎖不全症（MR）や三尖弁閉鎖不全症（TR）の重要な原因となっていることも理解しておく必要がある.

1 大動脈弁狭窄症（AS）の経過と症状

ASに伴う症状は, 労作時息切れなどの心不全症状, 胸痛, 失神などである. 病態は大動脈弁の狭窄に伴う慢性的な左室への圧負荷で, 圧負荷により増大するストレスを軽減するための代償機転として左室肥大を生じる. また, 神経体液性因子の活性化なども加わり, 左室肥大の進行, 左室線維化の亢進などが生じる. その結果として左室機能障害を生じ, 最終的には血行動態の破綻により, 心不全を引き起こす.

ASに基づくと考えられる自覚症状を有するか否かで, 症候性と無症候性に分類される. 症候性の場合, 無症候性以上に予後不良であるので, 疾患としての重症度がより高いと判断する. 頸部に放散する収縮期の駆出性雑音や, 心電図における左室肥大の有無も大変有用な鑑別所見であるが, 心エコー図検査では弁の開放状態の観察に加え, 重症度評価が可能である. 連

続波ドプラを用いた大動脈弁通過血流速度の最大値が 4.0 m/sec 以上，トレースにより得られる平均圧較差が 40 mmHg 以上で重症となる．

② **心房機能性 MR・TR**

心房細動（atrial fibrillation；AF）は日常臨床においても遭遇することの高い不整脈である．以前は AF による弁輪部の拡大のみでは有意な MR はきたしにくいとされてきたが，弁そのものに逸脱などの器質的変化を有さないにもかかわらず，心房拡大に伴う重症 MR は日々の臨床で散見される．AF に伴った心房拡大が原因となっていることが多く，AF による独立した心不全のリスク因子となっている．また，加齢が AF の発症リスク因子であると考えると，我が国において AF 合併心不全は今後も増加すると考えられている．近年，このような心房拡大が主因となる MR を心房機能性 MR と称し，EF 低下・左室拡大を主因とする心室性機能性 MR とは別の機序と考えられている．AF 持続期間が長いほど有意な心房機能性 MR の合併率は高いと考えられている．心房機能性 TR も同様に，AF による右房拡大や三尖弁輪拡大がその主因[6]となっている（図7）．

近年，リウマチ性の弁膜症に遭遇することは減り，加齢に伴った非リウマチ性弁膜症がほとんどである．また，AF に伴った心房機能性 MR・TR により，AF 合併心不全が増加している．加齢に伴った COPD のリスク因子同様に，心不全のリスク因子となる弁膜症についても呼吸・循環の相互関係から理解しておいてほしい．

肺をエコーで評価する！（図8）

肺は肺実質を画像として捉えることができないため，従来のエコー検査では評価不可能とさ

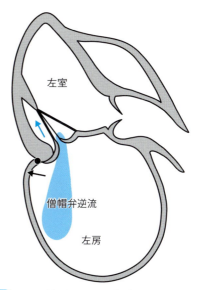

図7 心房拡大による後尖のテザリングと hamstringing 現象

（日本循環器学会，他；2020[6]より引用改変）

左房拡大が著明になると，左房が左室後壁の後ろに潜り込むような拡大を呈するようになり，後尖側の僧帽弁輪（黒丸）は後方（黒矢印）に偏位する．一方，左室後壁は前方に折れ曲がるようになり，後尖の先端は後方に位置する左室乳頭筋に引っ張られる（後尖のテザリング，青矢印）．その結果，後尖は折れ曲がったまま可動性を失って前尖と接合できなくなる．このような後尖に生じる機能制限を後尖の hamstringing 現象とよぶ．全例に本現象を伴うわけではないが，心房性機能性 MR の原因となる典型的な僧帽弁形態の一つである．

れてきた．しかし，肺エコーは超音波より生じるアーチファクトを評価の対象としており，そのアーチファクトで診断できる疾患も数多く存在する．COVID-19 を含む感染対策の観点からもその利便性が評価され，今では POCUS（point of care ultrasound：的を絞った短時間のエコー検査）の領域では確立した検査となっている．

・**B-line**

健常な肺では胸膜レベルの高輝度陰影を認めるのみで，肺実質に相当する部分は空気による

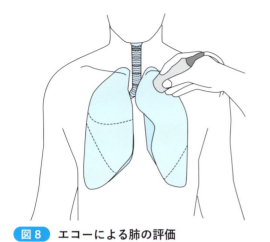

図8 エコーによる肺の評価
実際には肺実質を画像で捉えることはできない.

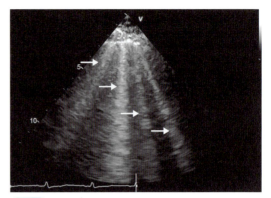

図9 B-line 画像

反射のため観察できず，ぼんやりとした低輝度陰影として認識される．B-line は，肺組織の密度が高まった部分に超音波があたって生じる非常に細かい多重反射（アーチファクト）である．特徴として，肺実質部で生じるため，レーザー光のように境界は明瞭で，途中で減衰することなく画面の深部におよぶ（図9）．肺実質に水分を多く含む肺水腫や間質性症候群で多く認められ，一般的に一画面で3本以上認められれば有意所見と考えられている．起坐呼吸を呈する症例において，心不全による起坐呼吸なのか，喘息や COPD 増悪による起坐呼吸であるかの鑑別などに大変有用である[7]．

検査時に確認しておきたいデータとその他のパラメーター

呼吸・循環の相互関係より，その症状は呼吸器疾患であるのか，心不全などの循環器疾患であるのかといった鑑別が重要であると述べてきた．まず患者の身体所見として，息切れ症状の表現がどのような表現であるのか，いつどのよ

うな体位でもっとも症状が強くなるのか，また，下腿浮腫などの身体所見を認めるかといったことが重要な鑑別所見となる．画像検査では，胸部X線写真における心拡大や浸潤影，心電図検査における AF などの不整脈や心拍数の増加，肺性P波や右室肥大などの所見も重要な鑑別所見である．心エコー図検査では，LVEFが保持された心不全（HFpEF）は COPD の併存頻度が高いため，特に LVEF に着目するのではなく，拡張障害の有無を必ず確認してほしい．

また，PH の合併を考えるうえで，収縮期肺動脈圧の値も同時に確認するとよい．血液検査では，脳性ナトリウム利尿ペプチド（brain natriuretic peptide；BNP）は心不全の重症度に応じて血中濃度が上昇するため，検査前に確認しておくとよい（表5）．

・脳性ナトリウム利尿ペプチド

BNP は心室にて，壁応力（伸展ストレス）に応じて遺伝子発現が亢進し，速やかに生成分泌される．壁応力が増大する心不全において，その重症度に応じて血中濃度が増加する．心室のみならず心房からも10％程度分泌され，心房細動などでも軽度上昇する．18.4 pg/mL より低値であれば，潜在的な心不全の可能性はきわめて低いと判断され，40～100 pg/mL であれば軽度

表5　検査時に確認しておきたいデータとその他のパラメーター

症　状	心電図	胸部X線	心エコー図検査	血液検査
息切れの表現 いつ生じるか どの体位で生じるか 下腿浮腫の有無	心拍数の増加 AF の有無 右心負荷所見	心拡大の有無 浸潤影の有無 胸水の有無	心不全の推測 拡張障害の有無 収縮期右室圧	BNP

心不全の可能性, 100～200 pg/mL であれば治療対象となる心不全の可能性が示唆される.

おわりに

呼吸と循環は常に相互関係にあり, 息切れなどの患者症状から疾患を鑑別することは容易ではない. 実際の臨床現場においても, 呼吸器内科と循環器内科が密に連携し, 早期の診断および適切な治療介入が行われている現状である. また施設規模を問わず, 呼吸器疾患と循環器疾患は日常診療の本幹であり, 臨床検査技師の力が発揮される領域である. いうまでもなく臨床検査技師も担当する領域の垣根を越え, 一人の医療人として相互関係となることが理想である.

本稿では呼吸機能に影響する心疾患やその診断アプローチについて簡潔に述べた. 明日からの検査の一助となれば幸いである.

● 参考文献・引用文献

1) Hayashi, H., et al.：Impact of Comorbidity of Chronic Obstructive Pulmonary Disease on Cardiovascular Events and Prognosis in Patients with Chronic Heart Failure：A Single-Center Retrospective Observational Study. *Int. J. Gerontol.* **14**（4）：298-303, 2020.

2) Wasserman, K., et al.：Principles of exercise testing and interpretation：Including pathophysiology and clinical applications：Fifth edition. Lippincott Williams & Wilkins, 2011.

3) 日本循環器学会, 他：2021 年 JCS/JHFS ガイドラインフォーカスアップデート版, 急性・慢性心不全診療. 2024 年 1 月 15 日更新. https://www.j-circ.or.jp/cms/wp-content/uploads/2021/03/JCS2021_Tsutsui.pdf（2024 年 6 月 11 日アクセス）

4) 弓野大：心不全と COPD. 心臓, **45**（4）：398-401, 2013.

5) 日本循環器学会：肺高血圧症治療ガイドライン（2017 年改訂版）. 2021 年 12 月 23 日更新. https://www.j-circ.or.jp/cms/wp-content/uploads/2017/10/JCS2017_fukuda_h.pdf（2024 年 6 月 11 日アクセス）

6) 日本循環器学会, 他：2020 年改訂版 弁膜症治療のガイドライン. 2020. https://www.j-circ.or.jp/cms/wp-content/uploads/2020/05/JCS2020_Izumi_Eishi_0420.pdf（2024 年 6 月 11 日アクセス）

7) 鈴木昭広 編：こんなに役立つ肺エコー. メジカルビュー社, 2015.

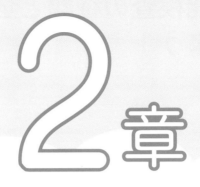

2章

呼吸機能検査の基礎知識と患者対応技術を学ぼう

―検査の概要,感染症対策,検査対応技術を学ぼう

2章 呼吸機能検査の基礎知識と患者対応技術を学ぼう──検査の概要, 感染症対策, 検査対応技術を学ぼう

1 呼吸機能検査の種類と全体像を理解しよう！

▶ 田邊　晃子

> POINT
> - 呼吸機能検査の歴史と変還を知る.
> - 呼吸機能検査の機器較正から患者対応, 検査実施, 結果判定に至るまでの流れを示す.
> - 各検査が, 呼吸器においてどのような部位の検査であるか理解する.
> - 検査結果がどのように判定されているかを知る.

呼吸機能検査の変還

呼吸機能検査のスパイロメータは, 1846年John Hutchinson[1]の肺活量の測定に始まったことが知られている. Hutchinsonの肺活量計の原型は, 1777年にAntoine-Laurent Lavoisierによって発明され, 1790年代にJames Watt, Dr. Thomas Beddoesによって商品化されたガスメーターで, Hutchinsonは, これを元にスパイロメータを開発した.

Hutchinsonのスパイロメータ（図1）は, 構造上精密機器であり, 圧力と温度の影響を受けることを考慮して気量が測定されるようになっていた. 測定は, 機器内に息を吐くとその分内筒が上昇し, 内筒の上昇幅から気量を求めることができる仕様となっている. 注目すべきは, この装置はスパイロメータの最終値を読むだけで, 呼吸曲線は得られない点である. それでも今日に通用する結果を出しているのは, "U字管マノメーター"を利用しているからだといわれている[2]. つねに最大吸気圧と最大呼気圧を同時に測定しており, 呼吸筋力ないし呼吸努力の情報を得られる点も特筆に値する. また, 60°F（華氏）に温度補正した量で表現するなど, さまざまな工夫がなされている.

さらにHutchinsonは, 「肺の容量と呼吸機能について」[1]という論文のなかで, 最大吸気から最大呼気までの呼出した量を, 肺活量（vital capacity：VC）と表した. 多くの健常者を測定

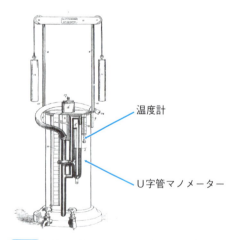

図1　Hutchinson スパイロメータ
（Hutchinson, J. ; 1846[1] より引用）

呼吸機能検査の準備から報告まで

```
検査機器準備 ──────────────→ 電源投入
    │   機器較正・精度管理など          │   通電後ウォームアップ・日常点検など
    ↓                                  ↓
検査依頼                            機器較正
    │   疾患名・検査目的・検査禁忌・      │   気量型は較正（キャリブレーション）不要
    │   検査履歴確認など                │   気流型は較正（キャリブレーション）必須
    ↓                                  ↓
被検者の来室                        精度管理
    │   被検者の状態観察（検査室に滞在中）  │   すべての測定器で実施
    │   など                           │   精度管理が許容範囲内にあることの確認
    ↓                                  ↓
検査実施                            使用可否判定
    │   検査項目・コミュニケーション・        機器の使用可否を判定
    │   検査説明・採用判定など
    ↓
結果報告
        レポート作成・コメント入力など
```

図2　呼吸機能検査の流れ

し，VCが性別，身長，年齢に関係があること を発見している．そして，VCは多くの疾患で 低下することから，減少した場合は死を予測す るものと考え，「生命（vital）の容量（capacity）」 という意味でvital capacity（VC）と命名した．

このようにHutchinsonが肺活量測定の原点 といえるが，実際に評価され，呼吸機能検査が 普及したのは1900年以降のようである．

呼吸機能検査の目的

呼吸機能検査を行う目的は，おもに呼吸器疾 患の診断補助，換気障害程度および治療効果判 定，リハビリ効果判定，肺や肺以外の手術適応 の判定である．さらに，神経筋疾患・膠原病・ 移植前後の呼吸器の状態を把握するためにも用 いられる．咳症状を有するなどの患者の訴えを 含む，呼吸器疾患を除外する目的でも検査を実 施する．

呼吸機能検査全体の流れ

検査機器の準備から，検査を実施し結果報告 に至るまでの流れを図2に示す．

呼吸機能検査の分類と 検査項目・検査部位（図3）

呼吸機能検査の分類は主要な3種類とその他 に分けられる．まず，太い気道（中枢気道）から 細い気道（細気道），そして気道径が2mm以下 の末梢気道，肺胞までの空気の通りやすさや膨 らみやすさを調べる，① 換気機能検査，② 換気 力学的検査がある．次に，肺胞領域でのガス交 換異常を調べる，③ ガス交換機能検査があり， 呼吸機能精密検査としての肺拡散能力検査や血 液ガス分析が含まれる．④ その他には，気道肺 胞系への薬剤負荷としての気管支拡張薬反応性 検査，呼気バイオマーカー測定として呼気一酸

呼吸機能検査の種類と全体像を理解しよう！　　**51**

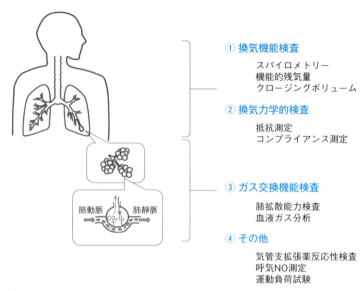

図3 呼吸機能検査の種類

化窒素(呼気NO)測定，呼吸器系に負荷を与えるエルゴメータなどを用いて，"息切れ"や"呼吸困難感"を労作時の現象として心臓と肺に対する総合評価としての運動負荷試験がある．

検査依頼と患者情報収集の把握

検査を行う前に，呼吸機能検査を安全かつスムーズに行うためのおもな情報のチェック項目を示す[3]．
① 検査依頼から依頼科，検査目的
② カルテから病名，病歴，感染症の有無，喫煙歴，前回値，検査履歴
③ 患者の表情・しぐさから心理状態
④ 衣服への注意(ネクタイやコルセットなど)
⑤ 入れ歯はしていないか
⑥ 胸部X線写真や胸部CT写真の所見
⑦ 呼吸機能検査以外の検査結果

事前に被検者の状況を把握しておき，最良の結果を選択することが大切である．また，検査禁忌の対象についても必ず確認する．

はじめに，手術前検査，呼吸器疾患スクリーニング，治療効果の判定，身体障害の障害程度の評価など，患者の検査目的を確認する．検査目的を把握することで，検査説明の方法や声がけなどを工夫し検査を行う．近年は電子カルテ化が進み，病名や病歴，感染症，喫煙歴，前回値などの情報が参照しやすく便利になっている．特に前回値を確認することは，どの程度の機能があるか，閉塞性障害・拘束性障害がどの程度かなどを検査前に把握することができ，検査するうえでとても有用となる[4]．

1) 検査対象(依頼科別目的)と臨床的意義

呼吸機能検査は，呼吸器の疾患を検出することに留まらず多岐にわたる疾患が対象となる．そのため，依頼科による検査の実施目的を表1に簡単に記載した．

健康診断・人間ドックは，スクリーニングとして検査を実施し，換気機能障害の分類を行う．換気障害の判定がなされた場合に，精密検査を勧めることとなる．

呼吸器内科・外科では，呼吸器疾患の特定，

表1　依頼科別目的

依頼科	鑑　別	目　的
健康診断・人間ドック	スクリーニング	換気障害の分類
呼吸器内科・外科	呼吸器疾患の鑑別と重症度	換気障害の分類・治療効果 リハビリテーション効果 肺の術前術後管理
神経内科・脳外科	神経筋疾患の鑑別	呼吸筋の低下の有無
リウマチ・膠原病科	間質性肺炎の鑑別	肺の線維化の有無
整形外科	側弯症・漏斗胸の状態	胸郭変形による呼吸機能の評価
手術目的での依頼	術前評価	手術の適応評価
その他	呼吸機能正常の証明	呼吸器疾患の否定

治療効果判定，リハビリテーション効果，肺の術前術後管理のために実施される．

神経筋疾患では，呼吸筋の筋力低下により肺活量が低下するため，重症度判定に定期的に実施することがある．

リウマチを含む膠原病では，肺が徐々に硬くなる進行性線維化を伴う間質性肺炎を認める．

側弯症や漏斗胸などの胸郭変形は，肺を正常に動かすことができないため，肺活量の低下を伴う．重症な胸郭変形の場合，呼吸機能低下が著しく，血中の酸素濃度が90％を下回る場合がある．

術前検査では，手術後の呼吸器疾患の合併症予測などに用いられる．その他，原因不明の咳や呼吸苦の訴えに対して，あえて呼吸機能は正常であることを証明するために実施する．

このように呼吸機能検査の依頼は，必ずしも呼吸器疾患を疑っているとは限らず，除外診断を目的とする場合もある．

2　おもな禁忌疾患・症状

検査を実施する場面では，医師不在の場合が多いと思われる．禁忌とわかっている疾患の検査依頼をされることはないと思われるが，診断がついていない場合や被検者本人が既往歴を理解していない場合もあり，事前にカルテや問診票などで被検者の情報を確認する必要がある．そのため，疾患に対する知識を身につけ検査に備えることが求められる．禁忌疾患については，疾患や症状によって「絶対的禁忌」と「相対的禁忌」に分けて考えていたが[3]，ATS2019のガイドライン[5]では「絶対的」は消され，すべて相対的となっており，日本呼吸器学会のハンドブックでも相対的としてまとめられている（表2）[4]．"相対的禁忌"とは，"可能であれば検査を行わない"または"注意をしながら検査を施行する"ことであり，検査前に主治医との患者情報を共有し，相談しながら検査を進めることが最善と思われる．呼吸機能検査は，被検者の最大限の努力を必要とする検査のため，検査中に痛みや苦痛などの症状が出現した場合は無理をせずに検査を終了する．最大限の努力が得られない場合は，肺活量やピークフロー，1秒量などが低く測定される．その結果，診断や治療に影響を与える可能性がある．そのような場合には，検査時の被検者の状況を臨床側に伝えることが重要になる．報告書などに，コメントとして状況を必ず記載する[6]．

呼吸機能検査の種類と全体像を理解しよう！　　**53**

表2 スパイロメトリーの相対的禁忌
（日本呼吸器学会；2021[4] より引用）

循環器への負担 血圧の変動	① 1週間以内の急性心筋梗塞 ② 低血圧，重症高血圧 ③ 重症不整脈 ④ 非代償性心不全 ⑤ 急性肺性心 ⑥ 臨床的に不安定な肺塞栓症 ⑦ 咳嗽失神の既往
頭蓋内圧・眼圧上昇	① 脳動脈瘤 ② 4週間以内の脳手術 ③ 継続する症状を伴う脳震盪 ④ 1週間以内の眼科手術
副鼻腔・中耳圧上昇	① 1週間以内の副鼻腔手術または感染 ② 1週間以内の中耳手術または感染
胸腔内圧・腹圧上昇	① 気胸 ② 4週間以内の胸部手術 ③ 4週間以内の腹部手術 ④ 妊娠後期
感染制御	① 結核を含む伝染性感染症の疑い ② 血痰，多量の分泌物，口腔内病変など

(Graham BL, Steenbruggen I, Miller MR, et al. Standardization of Spirometry 2019 Update. An Official American Thoracic Society and European Respiratory Society Technical Statement. *Am. J. Respir. Crit. Care Med.*, 2019；**200**：e70-88.より改変引用)

レポート作成時のコメント記載

　多くの場合，医師は検査中に立ち会うことはなく，レポートのみで結果の判断をすることになる．検査中，被検者の状況を把握しているのは検者のみである．そのため，咳や痰などの症状の有無，最大限の努力がされたか，上手にできていたかなど，結果に影響する情報は医師が検査結果をより正しく判断するために，コメントとしてレポートに記載する必要がある．

おわりに

　呼吸機能検査は，生理機能検査のなかでも被検者に最大努力を要求する特殊な検査である．実際に，最大の値を得るために教科書的な検査知識だけでは被検者から検査結果を引き出すことはできない．被検者を観察する力，被検者の理解度に合ったコミュニケーション力，検査中に得た結果を瞬時に判断する力，もちろん検査目的，疾患の特性なども理解し，総合的な力を身につけて検査を行っていただきたい．呼吸機能検査を携わるにあたり，少しでも知識を得るのに役立てられれば幸いである．

● 参考文献・引用文献
1) Hutchinson, J.：On the capacity of the lungs, and on the respiratory functions, with a view of establishing a precise and easy method of detecting disease by the spirometer. *Med. Chir. Trans.*, **29**：137-252, 1846.
2) 鈴木範孝：Hutchinson が正確な肺活量を測定するために工夫したこと．呼吸療法で活かす！呼吸機能・血液ガスの知識．p.86，真興交易医書出版部，2015.
3) Cooper, B. G.：An update on contraindications for lung function testing. *Thorax.*, **66**(8)：714-723, 2011.
4) 日本呼吸器学会 肺生理専門委員会 呼吸機能検査ハンドブック作成委員会 編：呼吸機能検査ハンドブック．日本呼吸器学会，2021.
5) 日本呼吸器学会 肺生理専門委員会 編：臨床呼吸機能検査 第8版．メディカルレビュー社，2016.
6) 鈴木敦：呼吸機能検査を有効に進めるための患者接遇・情報収集・エマージェンシー対応．臨床検査，**61**(10)増刊号：1232-1237，2017.
7) 滑川妙子：呼吸機能検査の変遷と将来展望．医学検査，**48**(11)：1545-1557，1999.
8) 日本臨床衛生検査技師会 監修：呼吸機能検査技術教本．じほう，2016.

2章 呼吸機能検査の基礎知識と患者対応技術を学ぼう——検査の概要，感染症対策，検査対応技術を学ぼう

2 心理学的知識・原理を考慮した検査室への導入と検査対応のシミュレーションを頭に入れよう

> 田村　東子

> **POINT**
> - 患者の協力が必要不可欠な呼吸機能検査は，いかに最大限の努力を引き出して検査を無事に終了できるかが，検査担当者の課題となる．
> - 患者の心理・立場を理解する．
> - 不安感をなくして検査してもらうように心がける（接遇とコミュニケーション）．
> - 患者一人一人の個性と状態を考慮した伝え方（コーチング）をする．
> - 患者の急変時には適切な対応をとる．

患者の心理と立場

　患者やその家族は，けがや病気により不安を抱えて来院している．さらに呼吸機能検査は，医師からの検査説明だけでは実際に何をされるのかわかっていない場合が多く，患者の不安が募っている．そのような患者の気持ちに共感する努力をして，不安感をなくして検査してもらうよう心がけなければならない．

接遇とコミュニケーション

　接遇の基本は挨拶である．「挨拶（あいさつ）」という熟語の意味は「押し開いて，近づく」であり，相手の心の扉を開く第一歩となる．また，コミュニケーションは，相手との言葉のキャッチボールである．検査者が投げかける言葉や印象が悪ければ，言葉のキャッチボールは続かない．うまくキャッチボールを続けるために，好印象を与える話し方が大切である．

　人はお互いの印象を評価する際，ほとんどの情報を顔，目，声調から得ている．アメリカのボディ・ランゲージ研究者メラビアンは，好意・反感などの態度や感情コミュニケーションの研究で，感情や態度について矛盾した発言が生じた際，その相手の受けとめ方について，人の行動が他人にどのように影響を及ぼすか実験したところ，「言葉情報」より「視覚情報」が優先されることが明らかになった．

　たとえば，「浮かない表情で褒めた」場合，「褒め言葉＝言葉情報」より「浮かない表情＝視覚情報」の与える印象が強く優先される．表情，声，言葉の関係を図1のように導いている．この図からわかることは，もっとも大きな影響力をもっているのは顔の表情などの視覚情報で，受け取られる対人態度の55％を占めており，半分以上の影響力をもっていることがわかる．口調や話のスピードといった聴覚情報は38％と表情に近い重みをもっており，話の内容である言葉情報は7％の重みしかない．コミュニケー

55

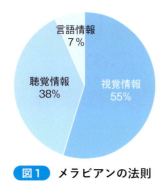

図1　メラビアンの法則

ションの主役は言葉だと思われがちだが，どのような言葉をどういうふうにどんな表情で話すかということが大切であることがわかる．

　この表情，しぐさ，態度，ジェスチャー，声の大きさや質は，言葉を使った言語的コミュニケーションに対して非言語的コミュニケーションという．私達は，この2つを活用して，自分の意思や感情，その他の情報を相手に伝えている．

　非言語的コミュニケーションの種類は表1に示すように7つに分類され，相手との関係性や好意を表現する時に効果を発揮する[1]．たとえば，非言語的コミュニケーションの「近言語」に「話すスピード」とあるが，相手と波長を合わせることで「自分に同意してくれている」といった印象を与えることができる．会話をしながら相手の話の速さに合わせてみよう．これは「ペーシング」という．接遇における信頼関係を作り出す方法でもある．

　また，患者との距離感もとても大切である．アメリカの文化人類学者エドワード・T・ホールは，すべてのヒトの周囲に存在する，自分を中心とした心理学的な縄張りを「スペース・バブル」とよんだ．スペース・バブルは，ヒトの体の周囲に存在する目で見えない空間領域で，出会いの状態によって大きくなったり小さくなったり変化する．呼吸機能検査では，相手の表情が読み取れる個体距離で，熱心に説得できる効果的な距離，50 cmがお互いにコミュニケーションを取れる距離として一番良いとされる[2]．ただし，コロナ禍を経て人との距離感は大きくなっており，患者の様子をよく観察して，近くなりすぎないよう注意したい．

　患者がリラックスできる検者の立ち位置としては，患者から見て斜め右前方に立って説明誘導するとよいことが，生理解剖学的に説明されている．患者確認や検査の説明をする時は，何か動作をしながらではなく，身体（頭，胸，つま先）を患者に向ける．話す時は目の高さを合わせ，上から目線にならないようにする．

　検者が明朗快活に説明することは必要であるが，声量が大きいと威圧的に感じてしまう患者もいる．声が小さい患者には，声量を合わせて説明すると，威圧的に感じられにくい．難聴気味の患者には，患者に合わせて声量を上げる必要があるが，いたずらに大声を張り上げることは逆効果である．忙しい時や，自分自身に余裕がない時には，眉間にしわを寄せた表情や，一方的に早口な説明になりがちな点にも留意したい．非言語的コミュニケーション能力を高めて，相手に好印象を与える表現の仕方を心がけることが大切である．

入室時のコミュニケーション

　まずは午前11時頃までは「おはようございます」，それ以降であれば「こんにちは」と声をかけ，挨拶をする．予約時間よりご案内が遅くなった場合は，「お待たせしました」と相手を思いやる一言を添える．

　検査室への移動や身長体重測定時には，手足

表1	非言語的コミュニケーションの種類

コミュニケーション $\left\{\begin{array}{l}\text{言語的コミュニケーション}\\\text{非言語的コミュニケーション}\end{array}\right.$

身体動作	表情・身振り手振り・視線・姿勢など
身体特徴	容姿（体格や服装）・体臭・髪の毛・皮膚の色など
接触行動	触れるか否か，どのように触れるか（スキンシップ）など
近言語	声の高低・声のリズム・話すスピード・表情（泣く，笑う）など
プロクセミックス	対人距離・着席行動など
人工物の使用	化粧・服装・アクセサリーなど
環境	温度・照明・インテリアなど

心理学者ナップは，非言語コミュニケーションを7つに分類している．それぞれ無意識的に発せられていることが多く，より本音を表しているといえる．

に不自由さはないか，顔色はどうか，辛そうな様子はないかよく観察する．患者の氏名を確認しつつ，患者をよく見て言葉を交わし，その対応から患者の気持ちを感じ取る．たとえば，呼吸機能検査が当院初回であれば，「どちらかで肺活量を測定したことはありますか？」と聞いてみる．そうすると「人間ドックで毎年測定している」とか，「他の病院でやったことあるよ．頑張って頑張ってとか苦しいやつでしょ」とか，あるいは「はじめてです．今日は検査をするつもりではなかったのですが，急に先生から言われて…」といった言葉が返ってくる．とにかく自分の思いを聞いてほしいと思っている場合もあるので，患者が言いたいことをきちんと聞く態度をもつ．

また，好意的ではない返事の場合は，何か不満があったり，痛いところを我慢していたりすることがある．そのことを自身から言い出せずにいることも多いので，こちらから声をかけていくようにする．どんな検査をするのかわからず不安がっている患者には，この検査では何を測定し何がわかるのか，どれくらいの時間がかかるのかなど見通しを伝えることが大切である．

測定時の伝わる話し方

測定時は，「あれも伝えたい」「これも伝えたい」と説明に多くの内容を盛り込みがちだが，患者の記憶に残る量はそれほど多くない．何を伝えたいかを明確にし，できれば要点を一つに絞り，最初に話すことが効果的である．呼吸の仕方などは具体例を織り込んで話すと伝わりやすくなる．そして，患者の理解度を確認しながら話すことが重要である．自分に余裕がないと話すことに必死で，患者の反応が見えていないことが多い．患者が腑に落ちない様子であれば，「何かわからないところがありますか？」など声をかけて，患者が話しやすい環境をつくる．

例)肺活量(VC)測定が終わり，次に努力肺活量(FVC)測定の説明を行う際

「次に吐き出しの勢いを測定します．マウスピースを咥えて鼻を閉じますので，口だけで呼吸します．普通の呼吸をした後，勢いよく息を吸ってください．吐いてと言ったら思い切り吐き出して，吐けなくなるまで吐き続けます．肺活量も測定しているので，最後まで吐き続けてください」と説明して測定した(図2-①)．

心理学的知識・原理を考慮した検査室への導入と検査対応のシミュレーションを頭に入れよう　**57**

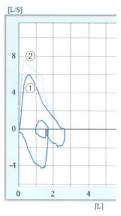

図2 フローボリュームカーブ
ピークの流速は，説明の仕方次第で大きく異なる．

説明自体は間違っていないのだが，何が一番大切なのかわかりにくい．「口だけの呼吸」「勢いよく吸う」「思い切り吐く」「吐けなくなるまで吐き続ける」「肺活量も測定している」と患者が気をつけなければいけないポイントが多く，せっかく最初に大切なことを話しても，最後の「肺活量も測定している」が記憶に残り，一定のスピードで長く吹いてしまい，妥当性のある波形を測定できなかった．

そこで，①要点を一つに絞る，②具体例を織り込む，③患者の理解度を確認することに気をつけて「次に吐き出しの勢いを測定します．楽な呼吸からまずたくさん吸って，吐いてと言ったら100本のろうそくの火をいっぺんに吹き消すようなつもりで吐き出して，最後まで吐き続けてください」と説明し，再検査した（図2-②）．説明にあたっては，患者の反応を確認することも重要である．「はい」と言って納得しているのであれば測定に進み，首をかしげているようであれば，「わかりにくいところはありますか？」と確認することが大切である（表2）．

患者の気質に合わせた伝え方

まったく同じ説明をしても，測定がうまくいく場合とそうでない場合がある．個人の気質とは，他人から観察できる，人が習慣的にとる行動の傾向で，大きく4つのタイプに分けられる[3]．患者をよく観察し，この患者にはどう説明すれば伝わるのか考えて，一人一人の患者の気質に合った伝え方を工夫することで，測定をよりスムーズに進めることができる（表3）．

患者の状態や伝える内容によっては，患者の気質が変わることもある．たとえば，スパイロメトリー検査において，VC 2回測定までは行動的気質の患者で，友好的な様子だったが，FVC測定の2回目ぐらいから主導的気質になって，こちらの指示に納得しなくなってくることがある．その都度患者を見極めて話すことが大切である．また，呼吸機能検査をそもそもあまりやりたくないと思っている患者や，痛みがあり何度も測定を施行することができないと思われる患者の場合は，患者の気質にかかわらず，検査説明はよりシンプルに的確に行い，場合によってはVCからではなくFVC測定から行う．「吐き出しの勢いを測定します．吸ってと言ったらたくさん吸って，吐いてと言ったら素早く吐き出して最後まで吐き続けてください」と必要最低限の説明を患者へ伝え，FVCをしっかり1回測定する．もしこれ以上検査を続行できなくても，肺活量と1秒量が測定できているので換気障害分類ができる．もう1回測定できるようであれば，測定画面をVCにして，患者へは「もう一度行います」とだけ伝え，吸気呼気肺活量を測定する．このように状況説明は極力省略し，患者がどうすればよいかという点に絞って伝えることも必要である．

表2 伝えるのが苦手な人の話し方と伝わる話し方のポイント

伝えるのが苦手な人の話し方
・情報量が多すぎて，何を一番伝えたいのかわからない
・いきなり説明しはじめ，自分の伝えたいことだけを話す
・話すことに必死で，聞き手が見えていない

伝わる話し方	努力肺活量の場合
・何を伝えたいのか明確にする ・情報量を増やしすぎない ・言いたいことを一言で短く最初に話す ・わかりやすいたとえを織り交ぜる ・肯定型の提案をする ・相手の理解度を確認しながら話す	「今日一番の勢いで吐き出す」こと ↓具体例 「吹き矢を遠くまで飛ばす」 「ろうそくの火を一気に吹き消す」など 　○「斜め上に吹いて」 　×「下を向かないで」 ※患者が理解しているか確認する

表3 患者の4つの気質（タイプ）別傾向とアプローチ法

主導的気質	行動的気質
・長い説明を嫌い，単刀直入を好む ・指示されるのを嫌う ・自分で何でも決断し実行していく	・褒められるとモチベーションがアップする ・テンポが速く行動が先に出る
→単刀直入に結論から，きびきび伝える	→大まかに要約して表情豊かに伝える
慎重的気質	**安定的気質**
・よく考えてから答えを出す ・データや数字からの判断を好む ・変化に対応するのが苦手 ・感情表情に乏しく，非常に論理的思考	・承認されないと不安になる ・プロセスを重視する ・ねぎらいの言葉で頑張れる ・情報が多いと安心する
→波形などを見せて，理論的に伝える	→一から順に，ゆっくり話して伝える

高齢者への対応

　高齢者の検査において，測定がうまくいかない時は，その原因を見極めることが大切である．原因には大きく3つあり，それぞれ対処法が異なる．

① 聞こえが悪く，説明が十分伝わっていない

② 説明は理解できるが，うまくできない

③ 認知機能が低下している

　補聴器を装着している場合は，補聴器の種類に合わせてマイクの近くで話すことが重要である．むやみに大きい声で説明しても威圧感を与え，かえってうまくいかなくなるので注意が必要である．たとえば，患者が左耳しか聞こえないような場合，検査者が患者の右側で操作する場合は，もう1人の技師が左側から検査の説明や掛け声をかけるというように，人手に余裕があれば2人で検査を行うとよい．

　次に，説明は理解できているがうまくできない場合は，慌てさせないことが重要である．高齢者の検査時には，VCはうまくできるが，FVCとなると途端にできなくなることがある．FVCは，「一気に吸って」「吹き矢を吹くように吹いて」「吐けなくなるまで吐き続ける」など，測定

心理学的知識・原理を考慮した検査室への導入と検査対応のシミュレーションを頭に入れよう **59**

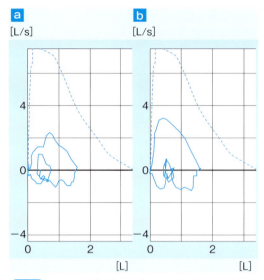

図3 FVC測定時に吸気→呼気肺活量測定と同じ説明のほうがうまく測定できた例

a：「たくさん息を吸って『吐いて』と声がかかったら勢い良く吐き出して，吐けなくなるまで吐き続けます」と説明して測定した時のフローボリューム波形．「吐いて」と声をかけても呼気がすぐに止まってしまい，うまく吐き出せなかった．

b：FVC測定画面のまま「もう一度肺活量を測定します．限界まで吸って限界まで吐きます」と説明をして測定した時のフローボリューム波形．検者も患者も焦ることなく意外とうまく測定できた．

のポイントが多く，頭ではわかっているけれど，ややパニック状態になり，妥当性が取れないことがある（図3-a）．そのような時は，いっそVCと同じ説明のまま検査をしたほうが，説明がシンプルで焦らずにうまく測定できる（図3-b）．

3つ目の認知機能が低下している場合は，背景に認知症やうつ病がある可能性が考えられる．認知症の発症の危険要因は加齢であり，高齢初期では認知症は約2〜4％，後期高齢者では約20％となり，95歳以上では10人のうち8人になるといわれている．

「認知症」と「うつ病やうつ状態」との鑑別はとても難しく，実際には認知症の人でうつ状態を併発する人もいる[4]．検査を進めていくと，なんだか元気がない場合や，今説明したばかりの内容をすぐに聞き返されることがある．そのような場合でも，患者を1人の人格として対応することが大切である．FVC測定時の「吐いて」の掛け声は，大きな声で命令口調になりやすいが，むやみに声を大きくすると，怒られているような気持ちにさせてしまう可能性がある．言葉づかいや声のトーンに気をつけて，プライドを傷つけないように配慮する．こちらの指示がほとんど入らず，安静呼吸しかできない，あるいは，口をすぐに開けてしまい，検査続行が難しい場合は，無理強いせず，オーダー医に検査状況を伝えて，検査を中止する判断も必要である．

患者の安全

検査室への導入時点から，次に起こるかもしれない異常事態を察知するために，患者とのコミュニケーションをとりながら，患者観察を怠らないことが大切である．

検査室導入時は，自分だけスタスタ先を歩いてしまわず，患者の様子をうかがいながら検査室へ案内する．身長，体重測定時や椅子に腰かけてもらう時も，決して目を離さないようにして，転倒転落に細心の注意を払う．

呼吸機能検査時にも，患者の状態が急変する可能性があり，注意が必要である．特に最大努力を必要とするFVC検査時には，胸腔内圧が著明に上昇し，意識消失や重篤な不整脈を起こす場合がある．頑張ろうと力を込めていきんでしまうと，急激な循環動態の変化が起きてしまうので，呼出時に顔が真っ赤になって力が入り

すぎているようであれば，「手や肩の力を抜いて口先だけに力を入れてください」「ため息をつくような感じで吹きます」など，こちらの声のトーンも少し和らげながら声をかける．また，前のめりに呼出していると，意識消失時にそのまま前に倒れてけがをする可能性がある．少し前を向いてもらい，急変時にはすぐ手を差し伸べられるよう，画面ばかりに気をとられず，患者のほうを向いて声かけをする．

気管支喘息の患者の場合，呼吸機能検査中に発作を起こす場合があるので，必要最低限の測定回数で検査を終わらせるようにする．検査中は，ヒューヒュー・ゼーゼーなどの呼吸音が生じていないか，注意深く観察しなければならない．

努力呼吸を何度も繰り返していると，過換気発作を起こす場合もある．あまり立て続けに測定しないように気をつける．呼吸数が多くなっているようであれば，手や足にしびれがないか患者に問いかけて確認する．

患者の急変時対応

万が一患者の容体が急変した場合は，すぐに人を呼ぶ．検査担当者は患者のそばを離れない．血圧計やパルスオキシメーターはそばに準備しておき，常に測定できるようにしておく．院内の緊急時対応マニュアルは目につく所に掲示しておき，適切な対応をする．

急変時対応は，頭でわかっていても，いざという時には動けないものである．急変時対応の訓練を定期的に行うことをお勧めしたい．

おわりに

コロナ禍以降の呼吸機能検査では，マスクを着用するため声もこもりがちで，こちらの口元を患者へ見せることができなくなった．これまでのやり方は通用しなくなり，より伝え方の技術を磨き，コミュニケーション力を高めることの大切さを実感している．本稿に書ききれなかった患者対応のポイントに関する事項は，文献5を参考にしていただきたい．

● **参考文献・引用文献** ⋯⋯⋯⋯⋯⋯⋯⋯⋯⋯⋯⋯⋯⋯⋯
 1）渋谷昌三：決定版 面白いほどよくわかる！他人の心理学 オールカラー．西東社，2017．
 2）鈴木範孝：2．出会いを成功させるための非言動的コミュニケーション・エッセンス．*Medical Technology*，**34**（10）：1078-1081，2006．
 3）小山美智子：今日からできる医療機関の接遇向上術．労災保険情報センター，2012．
 4）長谷川和夫，他：よくわかる高齢者の認知症とうつ病．中央法規，2000．
 5）田村東子：4．患者対応のポイント＆シミュレーション．*Medical Technology*，**46**（6）：531-535，2018．

2章 呼吸機能検査の基礎知識と患者対応技術を学ぼう ——検査の概要，感染症対策，検査対応技術を学ぼう

呼吸機能検査の感染対策を学ぼう

▶ 田淵　寛人

> **POINT**
> - 呼吸機能検査によってCOVID-19や結核，薬剤耐性菌感染症など，さまざまな感染症が媒介されるおそれがある．
> - 感染拡大防止のため，標準予防策と状況に応じて飛沫予防策と接触予防策を講じる必要がある．
> - 具体的な予防策としては検査前スクリーニング，換気，個人防護具の着用，手指衛生，機器・環境の衛生などがある．

はじめに

　呼吸機能検査では，患者はノーズクリップを鼻につけてマウスピースを口にくわえ，息を大きく吸い込んだり吐いたりする．そのため，患者の顔に触れたり，口の中に入る部分に病原体を付着させないことや，呼気や咳症状に伴う飛沫や唾液による周囲環境の汚染に対する感染防止策が不可欠である．

　特に2019年に発生し，世界的に大流行を起こした新型コロナウイルス感染症（COVID-19）について日本呼吸器学会は，2020年3月27日「新型コロナウイルス感染症流行期における呼吸機能検査の実施について」という提言で，呼吸機能検査の実施に際し，慎重に行うよう呼びかけを行った[1]．その後，2022年7月19日「新型コロナウイルス感染症流行期における呼吸機能検査の実施について ver.2」として新たに提言を出し，過度な検査の差し控えによる診断の遅れなど，患者の不利益を生じないよう呼びかけた[2]．そして2023年5月8日に2類感染症であったCOVID-19が5類感染症に移行されたことを受け，2023年5月17日に「ウィズコロナにおける呼吸機能検査の実施について」という提言を新たに出し，従前のように積極的な呼吸機能検査の実施の検討を呼びかけた[3]．

　ただし，当然であるが5類感染症であってもCOVID-19が高齢者や基礎疾患を有する患者，特に呼吸機能が低下している患者にとっては脅威であることに変わりはない．さらにCOVID-19に限らず，メチシリン耐性黄色ブドウ球菌（MRSA）や，結核菌など，従来から呼吸機能検査において気を配らなければならない感染症も多くあり，呼吸機能検査と感染症対策は切り離すことのできない関係にあるといえる．

　本稿では，筆者の勤務する施設（以下，当施設）の肺機能検査室（以下，当検査室）で2023年12月現在行っている対応や他施設で行われているものも参考に，COVID-19を含めての呼吸機能検査室で注意を要する感染症対策も含めて紹介する．

呼吸機能検査室で注意を要する感染症

1　COVID-19

COVID-19はSARS-CoV-2と呼ばれるウイルスが原因で起こる感染症であり，主要な感染経路は感染者から1～2m以内の距離で咳，くしゃみ，会話などの際に排出されるウイルスを含んだ飛沫・エアロゾルを吸入することと考えられている[4]．また，飛沫を直接触ったり，ウイルスが付着したものに触れた手指で粘膜をさわることで起こる接触感染もあるといわれている．

原則としてCOVID-19の臨床症状を疑われる患者には呼吸機能検査は行わず，検査を中止または延期とする．しかし，COVID-19の潜伏期は2～7日で，感染性のある期間は発症前から発症後5～10日程度とされており[4]，発症前の患者が検査室に来室した場合，感染の判別が難しく，そのため常日頃より標準予防策にて感染対策に努める必要がある．

また，COVID-19重症化のリスク因子には慢性閉塞性肺疾患（COPD），間質性肺疾患，気管支喘息，肺高血圧などの多くの呼吸器疾患や喫煙などが含まれる[4]．これらは呼吸機能検査を必要とする患者の背景と重なる部分が多く，感染対策を怠ると深刻な事態を招くおそれがある．

2　肺結核

肺結核は結核菌が肺に感染して起こる．感染経路はエアロゾルの吸入による空気感染である[5]．

当検査室では排菌のある肺結核患者には呼吸機能検査を行うことはなく，検査は中止または延期としている．

どうしても結核患者に呼吸機能検査を行わなければならない施設では順番をその日の最後にしたうえで，十分な空気予防策を講じたうえで実施することが望ましい．

3　薬剤耐性菌感染症

当施設の感染制御部が作成した「感染管理マニュアル」では，薬剤耐性菌のリスク分類として，伝播拡大リスクに応じて以下のように位置付けられている．

1）リスク★★★
- CPE（カルバペネマーゼ産生腸内細菌科細菌）
- VRE（バンコマイシン耐性腸球菌）
- MDRA（多剤耐性アシネトバクター）
- MDRP（多剤耐性緑膿菌）

2）リスク★★
- Pre-MDRP（2剤耐性緑膿菌）
- MRSA（メチシリン耐性黄色ブドウ球菌）
- CRE（カルバペネム耐性腸内細菌科細菌）
- ESBL産生菌（基質特異性拡張型 β - ラクタマーゼ産生菌）

感染対策として，リスク★★★の薬剤耐性菌が検出された患者に対しては，標準予防策＋接触感染予防策で対応する．また，リスク★★の薬剤耐性菌が検出された患者では，以下の内容であてはまるものがあれば標準予防策＋接触予防策，あてはまらなければ標準予防策のみとしている．

- 創部・皮膚バリアの破綻した皮膚からの滲出液が多い
- 気管切開中で喀痰が多い
- 下痢が頻回，失禁状態である
- カテーテルなどのデバイスが挿入されている
- 日常生活動作（ADL）が自立していない
- 認知的な問題があり，手指衛生ができない

呼吸機能検査の感染対策を学ぼう　**63**

などの環境周囲を汚染するリスクがある

④ **ノロウイルス感染症**

ノロウイルスは急性胃腸炎を引き起こし，嘔吐・下痢などの症状がみられる．感染経路はおもに食物・水・汚染された環境表面などを介した接触感染であるが，ウイルスを含む乾燥した吐物などがエアロゾル化して空中に飛散して空気感染する可能性もある．

ノロウイルスは伝播力，感染力が非常に強いため，感染拡大防止のために患者を隔離する．そのため，当検査室ではノロウイルスに感染していることがわかっている患者の呼吸機能検査は，中止または延期となる．しかし，万が一，感染に気づかず検査室で嘔吐などがあった場合には，感染対策は標準予防策＋接触予防策で行う．ノロウイルスはアルコールに耐性があるため，消毒剤は 0.1％次亜塩素酸ナトリウムを使用する．

感染対策の実際

① **検査前スクリーニング・問診**

当施設では COVID-19 流行初期に日本呼吸器学会の提言[1]に従い，各科の医師に対し呼吸機能検査の直前に患者への問診と体調確認を十分に行ってもらい，不急の検査を中止または延期してもらうよう通知を行った．

この内容は 2023 年 5 月 17 日にも日本呼吸器学会から継続して提言されている[3]．

また，当検査室では COVID-19 を発症している患者に呼吸機能検査は行わないが，院内で隔離が解除された患者に対しては，感染性が消失しているものとして他の患者と同様に検査を行っている．2023 年 12 月現在，最新版の「新型コロナウイルス感染症 COVID-19 診療の手引

Column　〜呼吸機能検査室での問診〜

当施設では事前の患者への問診と体調確認は各診療科にて医師の診察時に行ってもらうこととしており，当検査室に来室した患者にさらに詳しく問診を実施してはいない．

一方，他施設では呼吸機能検査を行う前に，患者に検温と問診票の記入をさせ，担当医が問診票にサインをし，検査技師が問診票の記載内容と担当医のサインがあることを確認して，検査を実施するという運用をしている所もあるそうである．本来はそのようなチェック体制の充実した運用が望ましいと考えられる．

き」によると，COVID-19 は発症後 10 日以上で感染性は消失するとされている[4]．

② **検査室の換気**

換気は本来，空気感染予防策であるが，COVID-19 の流行に伴いあらゆる施設で十分に換気を行うことが推奨されるようになった．

日本の病院建築においては，空調・換気設備について「病院設備設計ガイドライン（空調設備編）（HEAS-02）」を参照して設備が設計されている．HAES-02 では，呼吸機能検査室は清浄度クラスⅣの一般区域に相当し，最低 2 回/時間以上，外気と室内気が入れ替わる換気量が求められている[6]．

実際に当検査室でも専門部署に換気の測定を依頼したところ，天井に組み込まれた換気口（図1）を介しての換気回数は約 4.5 回/時間であり，十分換気できていることを確認した．

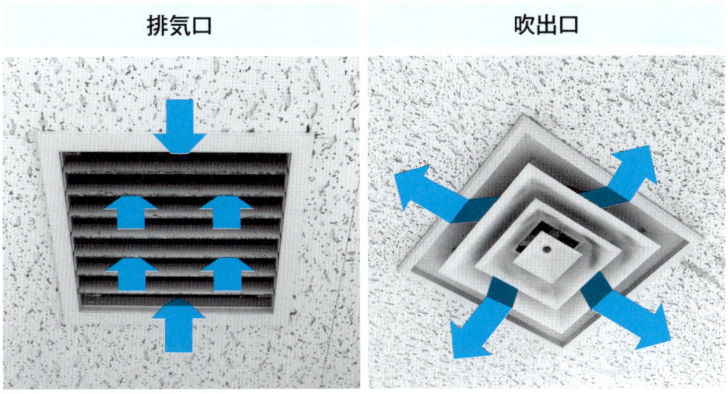

図1 天井換気口

矢印：空気の流れ.

Column ～窓の開放による換気～

窓を開放してさらに換気量を上げるという方法もあるが，夏季の冷房使用時などは室内外の温度差により空調に結露が生じることでカビが発生しやすくなることから控えるようにと施設内で通知があったため，当検査室では行っていない.

Column ～機器の配置～

当検査室の換気口は，部屋の中央の天井に吹出口があり，四隅のうち3つの隅の天井に排気口が設置されている．これら排気口の側にスパイロメトリー用の機器，精密肺機能用の機器，呼吸抵抗測定機器をそれぞれ設置している．このため複数の患者を同時に検査する場合でも，飛沫やエアロゾルなどが他患者の方向に流れにくい配置となっている.

また，複数患者を同時に検査する場合には，患者間に可動式のパーテーションを設置しているが，これは感染拡大防止目的というよりはプライバシー配慮のためである.

ただし，結核などの空気感染対策としては，陰圧であることが求められており[6]，当検査室ではこの条件は満たせていない．したがって，空気感染対策が必要な患者の呼吸機能検査は当検査室では対応不可である.

3 患者のマスク

世間一般ではマスクの着用は本人の自由意思に任されるようになって久しいが，一方で医療施設内では，2023年12月現在でも，患者のマスクの着用は標準予防策であると同時に飛沫感染予防策，空気感染予防策として有効なことから，飛沫を遮蔽する目的で行われる.

しかしながら，呼吸機能検査ではマスクを外して測定する必要があり，代わりに患者から排出された飛沫が装置内を汚染しないようにフィルタを（場合によってはさらにシリコンマウスピースを）取り付け，これを口にくわえて鼻にはノーズクリップをつけて呼吸の測定を行う.

呼吸機能検査の感染対策を学ぼう **65**

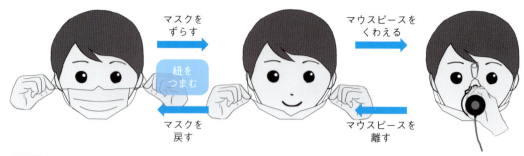

図2 マスクをずらして測定する手順

　正しくフィルタを口にくわえて呼吸ができていれば，マスク着用とほぼ同等の状態であり，飛沫拡散のリスクはそれほど高くないものと思われがちであるが，実際には以下のような問題点もある．
・患者は常にフィルタを口にくわえているわけではなく，その前後にはノーマスクの時間が発生する．
・フィルタをくわえている間，マスクを外して机や検査装置のラック上に置いていると置いた場所が汚染される．
・測定中に咳き込んでしまった際に，反射的にフィルタを口から離して咳をしてしまう患者もいる．
・ノーマスク時間を減らすために常時フィルタを口にくわえたままでは口内に唾液が溜まり，フィルタを口から離した際に唾液がこぼれて周囲環境を汚染する可能性がある．

　以上の問題点をすべて解決することは困難であるが，可能な範囲でリスクを減らす手段として，以下のような方法が考えられる．
　検査室に来た患者には説明が終わるまでマスクを外させず，フィルタを口にくわえる直前に左右の紐を持ってマスクを下にずらして測定を行い，測定がストップすれば口からフィルタを離して，すぐ再び紐を持ってマスクを戻してもらう．ポイントは，汚染されたマスクの表面を触らずに，紐部分を持ってずらしてもらうことである（図2）．

　ただし，当検査室でも実際のところは全患者に上記の方法を求めることはできておらず，マスクを外すことを希望する患者にはマスクを置く場所に汚染面が直接触れないようティッシュペーパーを敷き，検査終了後には当該部位を清拭するなどして適宜対応している．

4）個人防護具（PPE）

1）顔面の保護

　一般的にマスクやアイガードなどは標準予防策として必要に応じて使用され，また空気予防策としてはN95マスク，飛沫予防策としてはサージカルマスクを使用することが推奨されている．

　マスクについては当検査室では検査技師はサージカルマスクを常時着用して呼吸機能検査を行っており，N95マスクは使用していない．

　患者と検査技師の双方がマスクをつけている状態では飛沫感染のリスクは低いが，呼吸機能検査はその性格上，患者は測定時にマスクを外す必要がある．飛沫感染は上気道粘膜からの感染だけでなく，眼表面粘膜からの感染も起こるといわれている[8]．これを防ぐため，当検査室

> **Column** ～N95 マスクを着用した呼吸機能検査～
>
> 　他施設では N95 マスクを着用して呼吸機能検査を行っている所もあり，厳重な空気感染対策が必要な場面では N95 マスクを着用するのもよいと思われる．N95 マスクを着用する際は正しく着用できているかをチェックする必要がある．しっかりと顔にフィットしていなければならず，個々人の顔の形，大きさに合わせ，自分に合うマスクの種類を選択する必要がある．これはサッカリン・ナトリウムや安息香酸デナトニウムを使用する「定性的フィットテスト」や，マスクを着けた内側と外側の粉塵の割合を測定する「定量的フィットテスト」によって確認することができる．1 年に 1 回程度フィットテストを行うことが推奨されている．さらに，毎回 N95 マスクを着用する時にマスクがしっかりフィットしているかを確認する作業が必要であり，これを「ユーザーシールチェック」とよぶ．マスクをしっかりとつけた後，鼻，頬，顎に手を当て「フー，フー」と息を吐き空気が漏れないか確認し，漏れがある場合はもう一度しっかりマスクをつけ直す[7]．

ではマスクに押し当てるだけで貼り付くタイプのディスポーザブルアイガードを使用して眼の保護を行っている．額まで顔面の広い範囲をカバーできるうえ，声がこもりにくく患者とのコミュニケーションへの支障も少ないため重宝している．

2）衣服（ガウンなど）

　ガウンなどは標準予防策や接触予防策に使用される．

　当検査室では，基本的にはディスポーザブルのガウンやエプロンなどは着用せず，一般的な長袖白衣を着用して呼吸機能検査を施行しているが，他施設では常にこれらを着用して検査しているところもあるようである．

　薬剤耐性菌感染があり，接触予防策が必要な患者の場合でも，呼吸機能検査を行うにあたって特にこれらを着用はしないが，例外として患者の移乗や体位変換などで抱きかかえる必要がある場合などには，これらを着用して検査を行う．ディスポーザブルガウンやエプロンを使用

> **Column** ～アイガード以外の眼の防護具～
>
> 　他施設で使用されている他の眼表面保護の選択肢としてはゴーグル，フェイスシールドなどがあげられる．ゴーグルは肌に密着しているため，アイガードよりも上や横方向からの飛沫に対しての予防効果が高いという利点がある．ただし，ガードされる範囲は狭くなるため，肌への飛沫が心配であればゴーグルとアイガードを併用するのも一つの選択肢かもしれない．また，顔全体を覆うフェイスシールドは覆う面積が大きいという利点があるものの，マスクの前も遮られることによって声が通りづらくなり，高齢の患者や難聴の患者とのコミュニケーションがとりづらくなる欠点もあるため，注意する．

する場合は患者ごとに交換が必要であり，脱ぐ時には汚染面に触れないよう手順を守って注意深く行い，手指衛生も忘れずに行う必要がある．

3）手　袋

手袋は標準予防策と接触予防策で使用される．

当検査室では原則として，呼吸機能検査を行う際に通常は手袋の着用はしていない．これは当施設の感染制御部の指導に基づいたもので，手袋を着用すると心理的に自分の手が守られている安心感（悪くいえば油断）から，触れることへの注意が薄れてあちこち触ってしまい，逆に手袋からの間接接触によって汚染を広げてしまうことを懸念してのものである．その代わりに患者に触れる前後や，その他汚染された際にその都度手指衛生を行って対応をしている．ただしこれは，"いかなる場合も検査中は手袋を着用しない"という意味ではなく，患者の口元をおさえていなければ口が開いてしまう時や，シリコンマウスピースを機械から外す際など，素手で直接粘膜・体液に触れる可能性が高い場合，衣服（ガウンなど）の項で示したように薬剤耐性菌感染のある患者を抱きかかえる必要がある場合などには適宜手袋を着用している．

手袋が汚染したものの，その後も手袋を着用しなければならない場合は，汚染面に触れないよう手袋を外して廃棄し，手指衛生をしてから清潔な手袋を着用して，次の操作を行う必要がある．やってはいけないことは，汚染した手袋の上からアルコール消毒をしたり，手袋のまま石鹸で手洗いをして同じ手袋を使い続けることである．これは手袋の上からアルコールなどを使用してもあまり消毒効果が得られないだけでなく，ニトリル手袋はアルコールなどの消毒剤で劣化し破れやすくなるなど，本来の防護機能が損なわれるおそれがあるためである[9]．

5）手指衛生

手指衛生は標準予防策，接触感染予防策として行われる．

当検査室での手指衛生の方法は，アルコールジェルまたは石鹸と流水による手洗いである．その使い分けは，目に見えない汚れ（例：患者に直接触れた，手袋を外したなど）にはアルコールジェルを使用し，目に見える汚れ（例：体液が付着したなど）には石鹸と流水による手洗いを行っている．また，患者がマウスピースをくわえる際に自分の口に触れたり，一度くわえて唾液の付着したマウスピースに触れたりする場面によく遭遇するが，不衛生であるため，無理強いはできないが，患者にも手指衛生を勧めることが望ましい．

6）機器・環境の清潔

標準予防策や接触予防策として，機器や環境を清潔に保つために清拭を実施している．

当検査室では患者一人の検査を終えるたびに，機器の患者が触れた部分や汚染された手で検査技師が触れた部分，ノーズクリップ，その他汚染された箇所を清拭している．機器の清拭に使用する消毒剤としては，「病院感染対策ガ

Column　〜アルコール以外の手指消毒剤〜

肌がアルコールに弱い場合は，ノンアルコールの手指消毒剤が使用可能である．ただし，有効成分として塩化ベンザルコニウムが用いられていることが多く，MRSAなどには有効であるが，一部ウイルスに対しての効果はあまり高くないため，注意が必要である．

イドライン」では第4級アンモニウム＋界面活性剤含浸クロスでの洗浄が推奨されているものの[5]，当検査室では運用上の利便性から，おもにエタノール含浸クロスにて清拭を行っている．接触予防策が必要な患者に対しては，機器に加えてドアノブなどの周囲環境の清拭も行っている．

呼気中NO濃度分析装置であるNIOX VERO（チェスト）は，機器の周囲でのアルコール使用によってセンサーが劣化するため，メーカーによって推奨されている0.1％次亜塩素酸ナトリウムを浸して絞ったガーゼを使用している．

1）キーボードカバー

測定機器のキーボードには飛沫が付着したり，汚染された手で触れたりしてウイルスが付着している可能性があるが，そのままでは清拭する際にキーの隙間に入り込んだ汚れを完全に拭き取ることは困難であるため，当検査室ではシャワーキャップ型の凹凸のないキーボードカバーを使用し，この上から清拭を行う（図3）．汚れがひどい場合は廃棄して取り替えられるよう，予備のカバーも用意している．

2）ノーズクリップ

当検査室ではノンディスポーザブルの金属製のノーズクリップを使用している．

検査時にはノーズクリップのスポンジ部と患者の鼻の間に紙（キムワイプなど）を挟むが，紙からはみ出たり，使用後よく見ると紙に鼻汁が付着していることなどがあり，紙を取り替えるだけでは決して清潔を保てない．そこで，当検査室では患者1人を検査するごとにノーズクリップ全体を清拭しているが，清拭後はしばらく乾かす必要があることと，特に汚れがひどい時は使用から外すため，予備も含めて8本のノーズクリップを用意し順番に使用している．

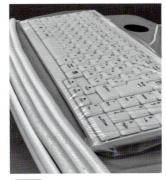

図3　キーボードカバー

その際，何本目までのクリップを使用したかがわかるように，使ったものから順に裏返していくようにしている（ノーズクリップの片面は金具が縦に1本ついており，こちらを表面，もう片面はU字になっており，こちらを裏面として見分けている）（図4-a）．また，使用中のノーズクリップは汚染の拡大を防ぐため，機械の上に直接置かずガーゼの上に置いており，ガーゼは患者ごとに交換している（図4-b）．

3）マウスピース・フィルター

当検査室では，フィルター一体型のプラスチックマウスピース（以下フィルター）単独または，シリコンマウスピースとのセットで使用し

Column　〜ディスポーザブルのノーズクリップ〜

施設によってはディスポーザブルのノーズクリップを使用されている所もあり，こちらのほうが患者ごとに新品を使用するので感染症を媒介することがなく，接触感染予防効果が高いと考えられる．ただし，挟む力が弱いため外れやすいというデメリットもある．

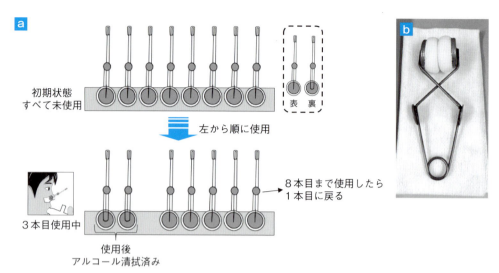

図4 当検査室のノーズクリップの運用
a：ノーズクリップの清拭，b：下に敷くガーゼは1人ごとに交換する．

ている．フィルターは必ず1人の患者に使用するごとに可燃性感染性廃棄物として廃棄する．また，シリコンマウスピースはノンディスポーザブルであり，使用後は唾液などで汚染されているが，検査室内で一次洗浄を行うと汚染物質が飛散するリスクがあるため，当施設内の専門部署（材料部）に洗浄・滅菌を依頼している．

汚染されたシリコンマウスピースを機械から取り外す際は手袋を着用し，唾液などが落ちないよう包装袋を被せて取り外して蓋つきの金属製コンテナに入れる．そして，その日の業務終了後にまとめて材料部にコンテナごと持参し，翌日のための空のコンテナ，滅菌済みシリコンマウスピースを持ち帰るという運用を行っている．

4）嘔吐物などの処理

検査室内で嘔吐による汚染が発生した場合，ノロウイルスなどの感染の有無が不明であっても，感染源になるものとして対応を行う．

当検査室では以下のように対応を行っている．
① マスク，アイガード，ガウン，手袋，シューズカバーなどPPEを着用し，換気を行う．
② ポリバケツ内にビニール袋を2枚重ねて置く．
③ 嘔吐物全体にペーパータオルを上から被せて，その上から0.1％次亜塩素酸ナトリウムを静かにかけ，嘔吐物の乾燥と飛散を防ぐ．

> **Column 〜当施設材料部でのマウスピース洗浄〜**
>
> 材料部ではシリコンマウスピースは，「減圧沸騰式洗浄器」という機械を用いて洗浄されている．装置内で，機材は酵素洗剤に浸漬した状態となっている．装置内が加温と同時に減圧されると沸点が下がり，液体温度が50℃で突沸する．この突沸の泡によって器具が洗浄される仕組みになっている．洗浄後は滅菌用の密封袋に包装され，高圧蒸気滅菌にて滅菌されている．

> **Column** ～ディスポーザブル
> のマウスピース～
>
> 他施設ではディスポーザブルのシリ
> コンマウスピースを使用している所も
> ある．コストがかかることが難点では
> あるものの，患者ごとに新品を使用す
> るため洗浄・滅菌するよりも衛生的で
> ある．

④ ペーパータオルで外側から内側に向けて静かに拭い取り，ポリバケツ内のビニール袋に捨てる（汚れたペーパータオルでこすらないように気をつける）．

⑤ 嘔吐物のあった場所から半径2 m程度は広く飛散していると考え，その部分を新しいペーパータオルで覆い，その上から0.1％次亜塩素酸ナトリウムをかけて10分待つ．

⑥ ペーパータオルを外側から内側へと集めて回収し，ビニール袋に捨て，さらに水拭きを行う．

⑦ ビニール袋内にさらに0.1％次亜塩素酸ナトリウムを，まんべんなく濡れる程度かける．

⑧ ビニール袋の口をしっかりと縛り，2枚目のビニール袋に入れる．

⑨ PPEを注意して脱ぎ（マスクも含む），同様に2枚目のビニール袋に廃棄し，口を縛る．

⑩ 作業が終了したら，十分丁寧に手洗いとうがいを行う．

測定中の咳を減らすコツ

測定中の咳き込みは飛沫を発生させる原因となる．特に重度の換気障害のある患者は測定中に咳き込むことが多いが，適切なアドバイスによって咳の出る頻度を抑えることも可能である．

閉塞性換気障害の場合は，おもに吐き終わりに咳き込むことが多いが，フローボリューム測定においてはこの肺気量位では努力非依存性であり，無理に力ませる必要はなく肩の力を抜いて，静かに腹部に力を込めて自然に吐き出させると咳があまり出なくなる．

拘束性換気障害の場合は，肺活量測定時に吐ききった状態から吸い込む際に咳き込むことが多いが，呼気肺活量のみを測る方法で測定すると咳があまり出さずに測定できることが多い．

おわりに

当検査室や他施設での感染対策の現状について紹介したが，これがベストというわけではない．各施設で感染対策の参考にされる際には，必ず個々の環境で十分な検証をされてから取り入れていただきたい．

● 参考文献・引用文献
1) 日本呼吸器学会：新型コロナウイルス感染症流行期における呼吸機能検査の実施について．2020年3月27日．https://www.jrs.or.jp/covid19/file/20200327_statement.pdf（2024年1月アクセス）
2) 日本呼吸器学会：新型コロナウイルス感染症流行期における呼吸機能検査の実施について Ver. 2. 2022年7月19日．https://www.jrs.or.jp/covid19/file/20220719_kensa_statement.pdf（2024年1月アクセス）
3) 日本呼吸器学会：ウィズコロナにおける呼吸機能検査の実施について．2023年5月17日．https://www.jrs.or.jp/covid19/file/0dea8364c5804ba32bdf6772186342b48d1cebc0.pdf（2024年1月アクセス）
4) 診療の手引き検討委員会：新型コロナウイルス感染症COVID-19診療の手引き 第10.0版．2023年8月21日．https://www.mhlw.go.jp/content/001136687.pdf（2024年1月アクセス）
5) 国公立大学附属病院感染対策協議会 編：病院感染対策ガイドライン2018年版【2020年3月増補版】．じほう，2020.
6) 日本医療福祉設備協会：病院設備設計ガイドライン（空調設備編）HEAS-02-2022 第5.1版．日本医療福祉設備協会，2022.
7) 古谷直子：N95マスクの使用にあたって注意すべきこと

呼吸機能検査の感染対策を学ぼう **71**

は何ですか？ *Infection Control*, 春季増刊：133-139, 2021.

8) 松本哲哉：COVID-19—診断，治療，予防および感染対策の最新情報—. 日本臨床内科医会会誌, **35**（5）：389-402,

2021.

9) Garrido-Molina, J. M., et al.：Disinfection of gloved hands during the COVID-19 pandemic. *J. Hosp. Infect.,* **107**：5-11, 2021.

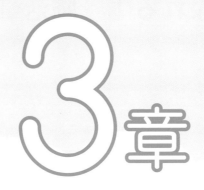

3章

スムーズな検査の実践へ

―押さえておきたい呼吸機能検査技術と理論・原理

3章　スムーズな検査の実践へ ――押さえておきたい呼吸機能検査技術と理論・原理

1 得意になれる！　肺活量・努力肺活量

❯ 池田　勇一

> **POINT**
> ● 呼吸機能検査は最大限の努力が必要であることから，患者の協力を引き出すことが必要である．
> ● 検査者は，検査の十分な知識をもって，患者の状態把握に努め，患者の負担を最小限にできるよう，工夫しながら検査を実施する．

はじめに

　呼吸機能検査は，基本的な原理や検査方法には古くから大きな変化はないが，苦手とする検査者も多い．それは，患者の協力を必須とする検査であり，検査者が十分な知識と経験をもって検査を行うことが必要であることや，用語や原理において物理学的な内容が多いためと思われる．

　これから呼吸機能検査を始める人には，ぜひはじめに自分が被検者となって，患者の立場になって検査を受けてもらうと，理解をさらに深めることができると思う．

　本稿では，呼吸機能検査のなかでも肺活量（vital capacity；VC）と努力肺活量（forced vital capacity；FVC）に絞って，初学者でもわかりやすく「呼吸機能検査ハンドブック」（2021年，以下，2021ハンドブック）における基礎的な知識と具体例を基本として，「呼吸機能検査ガイドライン」（2004年，以下，2004ガイドライン）からの改定点とも比較して解説する．

気体の状態の理解

　呼吸機能検査では，気体を数値化して表していることから，気体の状態についての理解が必要となる．

　気体は温度，湿度，圧力の影響を受けて，体積が変わる（Boyle-Charlesの法則）．たとえば，標高の高いところで袋菓子を購入したときに，袋がパンパンになっているのを経験したことはないだろうか．標高が高く気圧が低くなると容積が増える．また熱気球では，暖められた空気は膨張して比重が小さくなり，浮力が生まれる．このように気体の状態は変化しやすいので，スパイロメトリーでは，測定時の状態 ATPS（ambient temperature and pressure saturated with water vapor；測定時の室温・大気圧下，水蒸気で飽和された状態，すなわちスパイロメーター内条件）を BTPS（body temperature and pressure saturated with water vapor；測定時の大気圧下で室温を体温に補正し水蒸気飽和した状態，すなわち生体内条件）状態に補正し，測定時の条件をもとに決まった気体の状態で表すことが必要である．

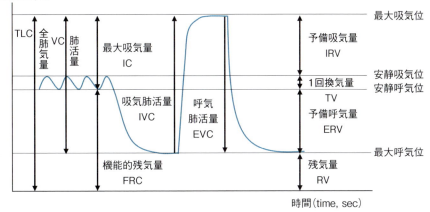

図1 肺気量分画（池田勇一；2018[2])をもとに作成）

測定原理

1 気量型スパイロメーター
（ローリングシール型）

気量型は密閉された円筒内への空気の出入りについて円筒の移動距離から容積（気量）を求め，その変化量（微分）で気流量を求める．

2 気流型スパイロメーター
（熱線型流量計，ニューモタコグラフ）

気流型では気流量を熱量や圧差などで求め，その積分で気量を求める．気流型は小型で安価であり，取り扱いや保守（滅菌など）が容易であることから普及している．

現在はコンピュータの進歩により年齢，身長，性別などを入力しておけば，リアルタイムに測定値と波形を同時に表示できる（詳細は**1章-2**を参照）．

肺気量分画

肺の疾患を理解するうえで4つの基本的な標準基準位（安静呼気位，安静吸気位，最大吸気位，最大呼気位）を知っておくことが重要である（**図1**)[2]．

最大吸気量（inspiratory capacity；IC）と予備呼気量（expiratory reserve volume；ERV）は，個人差や体位による変動も大きく，肥満者ではERVは小さくなる．

努力肺活量

最大吸気位から最大努力呼出により得られた時間と気量から努力呼気曲線と気流量と気量からフローボリューム曲線を描き（**図2**-b），各指標を算出して評価することで，閉塞性肺疾患の程度を評価する（**図2，3**）．

1 努力呼気曲線

努力呼気曲線（**図2**-a)[3]では，最大努力により呼出開始から最初の1秒間に呼出した気量を1秒量（forced expiratory volume in 1 second；FEV_1）という．

1秒量の予測値に対する比率を%1秒量（%FEV_1）という．また，肺活量との比率は1秒率として評価される．ただし，分母となる肺活量にはVCとFVCがあり，各々以下のように求められる．

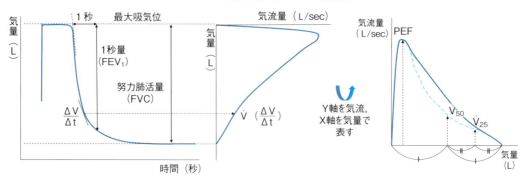

図2 努力呼気曲線とフローボリューム曲線（須賀洋子；2018[3]）をもとに作成）

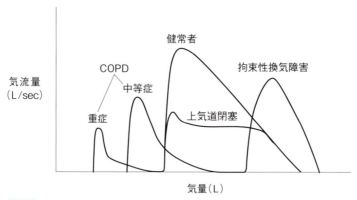

図3 フローボリューム曲線のパターンと疾患
（池田勇一；2018[2]）より引用）

ゲンスラーの1秒率＝$FEV_1/FVC×100$（％）
ティフノーの1秒率＝$FEV_1/VC×100$（％）

一般的には1秒率といえばゲンスラー（Gaensler）の1秒率を指すが，閉塞性障害がある場合には，VC＞FVCとなることが多い．この場合，ティフノー（Tiffeneau）の方が閉塞性障害を強く反映することから，ティフノーを使用している施設もある．

閉塞性の換気障害では1秒率を分類指標としており，1秒率が70％以上を正常として，70％未満を閉塞性換気障害とする．また，障害の程度によって，以下のように分類される．

軽度：60％以上70％未満
中等度：45％以上60％未満
高度：45％未満

2) **フローボリューム曲線**

フローボリューム曲線は，視覚的にパターン認識することが可能で検査の努力度合いや病変を判断できる．特に患者の最大限の努力が得られていた場合には，そのパターンの再現性が高いことから，得られたパターンを病変による特徴的パターンと比較することで，疾患の推測と重症度を推測することができる．最大気流量

（ピークフロー）は患者の努力度合いの判断材料にもなる（図3）[2]．

FVCの50%気量位の気流量$\dot{V}_{50}$（ブイドット50），25%の気流量$\dot{V}_{25}$は，一定以上の努力があれば努力非依存で再現性があると言われている．指標として$\dot{V}_{50}/\dot{V}_{25}$を用いるが，正常では2前後とされており$\dot{V}_{50}/\dot{V}_{25}>3$では末梢気道の閉塞が疑われる．しかし，中等度以上のCOPDの場合で，$\dot{V}_{50}$が低下してくる場合には下行脚が平坦となり評価ができない．また，1秒率70%以上の場合でも，軽度ないし中等度の閉塞性換気障害においては下行脚が「下に凸」の高齢者や喫煙者によく見られるパターン（small airway desease pattern）（図2-cの青い破線）[3]がある．

機器の準備

1) 患者の情報

測定した結果値は直接評価するのではなく，患者の性別，年齢，身長，体重から算出された予測値（VC・FVCでは体重は用いない）と比較して評価する．したがって，これらの情報が誤っていると，どんなに信頼性の高い結果値が得られても，正しい評価を行うことができない．体重計などの点検は比較的忘れがちとなるので注意が必要である．

2) 予測式

結果を評価するうえでは，使用する予測式によって予測値が変わることから，同じVCであっても予測式が異なると%肺活量（%VC）が異なる．したがって自施設で使用している各予測式を周知しておく必要がある．

%VC＝（肺活量実測値/肺活量予測値）×100（%）

VCの予測式はいくつかあり，以前は日本人を母集団として予測式がなかったことからBaldwin（ボールドウィン）の予測式が使われていたが，さらに仰臥位での予測式でもあったことから，10～15%程度低いとの指摘があった．そのため，検査室によっては正常値の%VCを90%以上としている施設もあったが，2001年に日本呼吸器学会肺生理専門委員会から，日本人を母集団とした予測式（JRS2001式）が発表され，Baldwinの予測値より%VCが5～15%高くなっている（図4）[2]．現在では多くの施設でJRS2001式が採用されている．

JRS2001 肺活量予測式（18歳以上）

男性：0.045×身長(cm)−0.023
　　　　×年齢−2.258　　（L）

女性：0.032×身長(cm)−0.018
　　　　×年齢−1.178　　（L）

---

3) 始業前点検，較正と精度管理

電源投入後10分以上は装置のウォーミングアップを行う．気流型の場合には3Lまたは2Lの較正用シリンジを用いて，毎日始業前に較正が必要である．また，シリンジを用いた精度管理では気量を測定して期待値内（±3%）であることを確認する．気量型の場合には較正を行うことはできないので，精度管理を行い問題がある場合には，ホースの漏れを確認するとともに，メーカーによる点検を実施する．

4) 備品類の準備

検査者はマスクを着け，患者ごとに手洗いを行うか，手袋を交換する．必要に応じてアイシールド，ヘアキャップやビニールエプロンなどを装着する．

マウスピース，スパイロフィルター，ノーズクリップを準備する．マウスピースは，紙製の

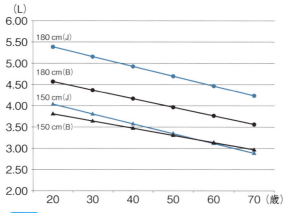

図4 Baldwinと日本呼吸器学会（JRS）2001の予測値の比較（男性の場合）
（池田勇一；2018[2]）より引用）

J：JRS2001の式，B：Baldwinの式．

円筒形が多いが，口がうまく閉じられず漏れが生じやすい場合にはシリコン製のヒダつきのものを使うとよい．マウスピースは患者がくわえる部分なので，取り扱いに注意する．スパイロフィルターは単回使用とし再利用しない．ノーズクリップはディスポーザブルのものもあるが，再使用可能なタイプではティッシュペーパーなどでカバーして使用する．また，ノーズクリップはいくつかのタイプを用意しておくと鼻の形に合わせることができる．

検査の手順

1) 患者の準備

①患者氏名は必ず名乗ってもらい入力する．②性別，年齢，身長，体重を入力する．③患者の着衣に気を付け，ネクタイ，ベルトなど体を締めつける可能性のあるものは外すか，緩めてもらう．④入れ歯をしている場合には，緩んでいると気になって強く吐き出せないので，外してもらう．⑤食事直後などはできるだけ避ける．⑥パルスオキシメーター装着が必要な場合にはマニュキュアを取ってもらう．⑦入院患者の場合には，注意すべきことについて情報を得ておく．

その他，検査経験や体調なども確認しておくとよい．会話の際に難聴傾向や，話の理解度などを把握する．

2) マウスピースの準備

機器にマウスピースとスパイロフィルターをセットする．患者がくわえる部分を触らないように注意する．

3) 検査の説明

患者の年齢や理解度に合わせて検査の目的を簡単に説明する．続いて検査方法を説明するが，ここではVC・FVCの2種類の検査を行うことと，結果の再現性を見るために複数回行うことを伝えておく．

4) 測定前

①検査は座位または立位で行う．安全性を考慮して座位（肘かけ椅子）が望ましい．肺活量は，立位＞座位＞仰臥位となるので，結果に

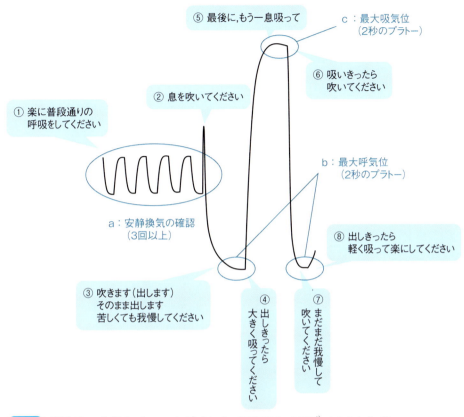

図5 測定中の合図とチェックポイント（田邊晃子；2018[4]）をもとに作成）

必ず体位を記載する．
② 背筋を伸ばし，肩の力を抜くよう指示し，リラックスした姿勢をとらせる．
③ はじめにVCを実施するので，検査方法を具体的に説明する．
④ マウスピースを息が漏れないように，唇を閉じてくわえてもらう．患者へは「大きなストローをくわえる」「口を尖らせる」「ろうそくを吹く」などイメージがとらえやすい表現がよい．くわえる深さにも注意が必要で，浅いと途中で漏れが発生するし，深いと不快感を生ずる．

5） **VCの測定**（図5）[4]）
基本的には吸気・呼気肺活量測定を行う．
① 安静換気が安定（3回以上）したことを確認した後，「息を吐いて（吹いて）」の合図をかける．安静換気が，右上がりや右下がりになった場合には，漏れを確認する．また正常では0.5 L程度であるが，緊張で大きくなったり，乱れたりする場合には一度休んで，深呼吸させて緊張をほぐす．
② 最大呼気位に近づくと，変化量が小さくなるまで声をかけて，プラトー（最低1秒以上呼気量の変化が0.025 L未満） 表1※1 を確認したら，「出しきったら大きく吸ってください」と声をかける．
③ 最大吸気位に近づいたら，同様にプラトーまで声をかける．吸いきってくるとノーズクリップが震えてくる．プラトーを確認したら，「吸いきったら吐ききるまで吐いて（吹い

得意になれる！　肺活量・努力肺活量

表1 2004 ガイドラインと 2021 ハンドブックにおける記載の違い，VC に関して

2004 ガイドライン	2021 ハンドブック
※1：プラトー（時間一気量曲線が 2 秒以上，上下なく水平）	プラトー（最低 1 秒以上呼気量の変化が 0.025 L 未満）
※2：200 mL 以内	最大 VC 1.5 L 以上は 150 mL，VC 1.5 L 以下は VC の 10%以下
※3：最大 4 回	最大 8 回

て）ください」と声をかける．

④ 再度，最大呼気位まで吐いてもらい，プラトーを確認したら，「出しきったら軽く吸ってください」と声をかける．

6 **VC の妥当性の確認**

① 安静呼気位が安定し VC の呼気側 1/3～1/2 あたりに位置していること．

② 最大呼気位と最大吸気位のプラトーが確認できること．

③ 吸気肺活量（IVC）≒呼気肺活量（EVC）であること（閉塞性換気障害では IVC＞EVC の場合もある）．

④ 口や鼻からの空気漏れが疑われたら，リークテスターなどを用いて確認する．

7 **VC の再現性の確認と採択**

　妥当な 2 回の測定結果が得られ，VC の最大値と 2 番目に大きい値との差が最大 VC 1.5 L 以上は 150 mL，VC 1.5 L 以下は VC の 10%以下 **表1※2**であれば，再現性があるとして最大値を採択する．差が上記の基準を超える場合には再度測定するが，最大 8 回 **表1※3**までとして，再現性が得られない場合には，妥当な測定結果のうち最大値を採択する．

8 **FVC の測定**（**図6**）[3]

① FVC の検査方法を具体的に説明する．特に VC と異なり「一気に全部吐く」部分を強調し

て説明する．説明時には「ろうそくの火を一気に消すように」とか，ティッシュペーパーを用いて「吹き飛ばすように」と言って，実際に見せてみるのも効果的である．

② 安静呼吸の後に最大吸気位まで吸気させる．最大吸気位に近づいたら，「もう一息」など声をかける．吸いきってくるとノーズクリップが震えてくる．「吐いて！」とはっきり大きく声をかける．

③ 最大呼気位まで最後まで吐くよう声をかける．声をかけないと吐くのをやめてしまうことがあるので最低 6 秒以上声をかけるようにする．

④ 最大呼気位に近づき，変化量が小さくプラトーが 2 秒以上となったら，「吐けなくなったら吸ってください」と声をかける．呼気時間が 10 秒を超えるような場合には，失神やめまいなどを起こすことがあるので，常に患者の状態を確認しながら行うことが重要である．15 秒を超えたら終了とする．

⑤ 努力呼気終了後に「吐けなくなったら一気に胸いっぱいまで吸ってください」と声をかけて，努力吸気肺活量（FIVC）を測定することが米国胸部学会（ATS）では推奨されている．

9 **FVC の妥当性の確認**

① フローボリューム曲線のパターンで検査全般に十分な努力が得られており，アーチファクトがないこと．

② 呼気開始が良好であること．外挿気量が FVC が 2 L 未満のときは 100 mL，FVC が 2 L 以上のときは FVC の 5 %より小さければよい（**表2※1**）．

③ 十分な呼気ができていること．呼気のプラトーが最低 1 秒以上で呼気量の変化が 0.025 L 未満の確認（呼気プラトーにならない場合

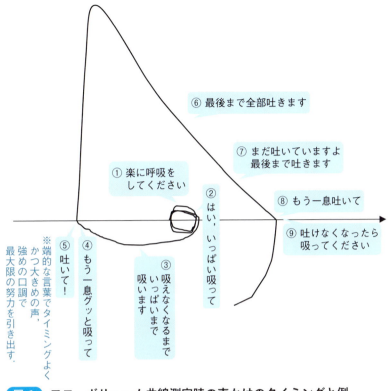

図6 フローボリューム曲線測定時の声かけのタイミングと例
（須賀洋子；2018[3]より引用）

呼気時間が15秒以上である)（表2※2）．
④ FIVCを測定している場合には，FIVCとFVCとの差が100 mL あるいは，FVCの5％のいずれか大きい値より少ない（表2※3）．

10 FVCの再現性の確認と採択

妥当性のある3回以上の測定結果が得られたら，フローボリューム曲線のパターンを比較して，妥当性のある3回の測定結果のうちFVCとFEV₁で，最大と2番目に大きい各々の値の差が，それぞれ150 mL以下 表2※4であれば再現性があるとする．これは，A・B・Cの結果があったとき，最大と2番目の値がFVCはA・B，FEV₁はB・Cでもかまわない．採択はベストカーブの測定結果を採択する．再現性が得られない場合には最大8回までとする．

ベストカーブ選択にあたり，FEV₁＋FVCの和が大きいことも参考とする．

11 検査の報告書

検査機器からの数値・波形の出力や報告書印刷機能などにより，臨床へ検査結果を報告するうえで，下記の事項のうち臨床側へ伝えておくべき内容を記載するとよい．

① 検査時の体位が通常と異なる場合，② 検査時の患者の状態（せき込みなど），③ 検査結果の判断・選択で迷った点（再現性が得られない場合など）．

検査の流れと注意事項

VCとFVCを実施するうえではフローチャー

表2 2004ガイドラインと2021ハンドブックにおける記載の違い、FVCに関して

2004ガイドライン	2021ハンドブック
※1：FVCの5％あるいは150 mLの内いずれか大きい方の値より少ないこと	FVCが2 L未満の時は100 mL、FVCが2 L以上の時はFVCの5％より小さければよい
※2：2秒以上あるいは、プラトーにならない場合には十分な呼気時間（15秒以上あるいは、6秒以上で被験者が呼気を持続できなくなるまで）	呼気のプラトーが最低1秒以上で呼気量の変化が0.025 L未満の確認（呼気プラトーにならない場合呼気時間が15秒以上である）
※3：NEW	FIVCとFVCとの差が100 mLあるいは、FVCの5％のいずれか大きい値より少ない
※4：ピークが高く、ピークに到達するまでの呼気量が少なく、呼気努力の得られている最良のフローボリューム曲線（ベストカーブ）と次に良いフローボリューム曲線において、FEV_1の差とFVCの差がそれぞれ200 mL以内	妥当性のある3回の測定結果の内FVCとFEV_1で、最大と2番目に大きい各々の値の差が、それぞれ150 mL以下

ト（図7）[5]を参考にして、検査の順番や回数などは、患者の状態をよく観察して疲労の影響が出ないように行う。

たとえばVCを行い、1回で妥当性のある結果が得られたらFVCを行い、VCとFVCの量を比較してVC＜FVCとなったら、VCを行うなど、同じ検査を続けて、疲れていやにならないような工夫をしたり、適宜休憩をとってもらいながら進める。

検査を複数回行うときには、うまくできている部分とうまくできていない部分を説明しながら行うことで、患者の検査への理解や協力も得やすい。

測定中はモニターを見ることが多くなるが、

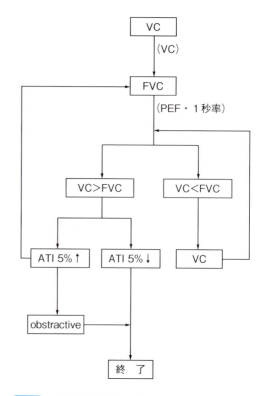

図7 呼吸機能検査の流れ
（池田勇一；2004[5]をもとに作成）

（　）：チェックポイント.
PEF：最大呼気流量.
ATI（空気とらえ込み指数）
　＝［VC－FVC］/VC×100（％）
obstractive：閉塞性換気障害.

患者の状態に十分注意を払うことが重要であり、安全に検査を行うためには、救急カートなども確認しておくとよい。

閉塞性換気障害の強い患者の場合には、顔色などにも注意する。特に酸素吸入しているような場合にはパルスオキシメーターで確認しながら検査を行う。

換気分類と評価

一般的には、％VCが80％以上を正常として、

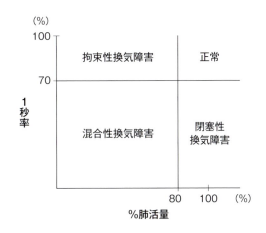

図8 換気障害の分類（池田勇一；2018[2]）より引用）

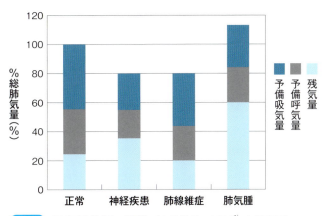

図9 肺気量分画の特徴（東條尚子；2004[6]）より引用）

80％未満を拘束性換気障害とする．

　スパイロメトリーの評価では，％VCと1秒率を組み合わせて，図8[2])に示す換気障害に分類される．％VCが80％以上かつ1秒率が70％以上を正常とする．

　拘束性肺疾患には，肺実質の減少（肺葉切除術後など），肺弾性収縮力の増加（特発性間質性肺炎），胸郭弾性収縮力増加（胸郭変形：側弯症など），呼吸筋力低下（神経・筋疾患：重症筋無力症など），その他（腹水，高度肥満など）がある．

　閉塞性肺疾患には，肺弾性の低下や気道系の狭小化により気管支喘息，慢性閉塞性肺疾患（COPD）などがある．

　安静呼気位は，肺の収縮する力と胸郭の外へ広がる力が釣り合った状態である．肺気腫のように肺の収縮する力が弱くなると，胸郭が広がる力が大きくなり，機能的残気量（functional residual capacity；FRC，予備呼気量と残気量の和）が増加し，全肺気量（total lung capacity；TLC）も増加する．さらに肺が過膨張となりTLCの増加以上にFRCが増加を呈し，肺気腫が重症化してくると，VCも減少し換気障害としては混合性換気障害となる（図9）[6])．

また，閉塞性の換気障害のある患者では VC より FVC が小さくなる．この差（ATI：正常では 5 ％以下）は障害の強さに比例して大きくなる．特に COPD では，強制呼出時に肺内の細気管支への動的な圧迫が働いてチェックバルブと呼ばれる現象が発生する．

純粋な混合性換気障害の例は少なく，混合性の換気障害の分類となる疾患においては，閉塞性と拘束性の換気障害が必ずしも混在しているとは限らない．あくまでも指標の一つとして，他の指標も考慮して臨床的な評価を行う必要がある．

気管支拡張薬反応性検査（bronchodilator responsiveness testing；BDR）

この検査は気流制限のある患者に対して，薬剤の反応性を判定することで，気管支喘息の診断や経過を評価する．2019年のアメリカ胸部医学会（ATS）/ヨーロッパ呼吸器学会（ERS）statement で気道可逆性検査（reversibility testing）から用語が変更され検査名称も変更となっている．施設によっては「改善率」「吸入試験」などと呼ばれている．

1 患者への注意事項と確認

使用する薬剤によって吸入数や前・後の検査間隔（15〜30分）を決めておく必要がある（例：β2 刺激薬吸入；15分後，抗コリン薬吸入；30分後）．また，吸入に慣れていない患者に対しては，吸入方法の指導や，吸入時に補助スペーサーを使用するとよい．

検査前に気管支拡張薬を使用していると影響を与えることから，短時間作用性吸入薬は 4 〜12 時間，長時間作用性吸入薬は 24〜36 時間程度，可能な範囲で休薬してもらうことが望まし

い．経口薬や貼付薬などもあるので，検査当日は医師の指示通り使用状況を守っているかを確認する必要がある．

2 検査方法

検査は気管支拡張薬吸入前に FVC を行い，吸入後一定の時間をおいて再度，FVC を行う．各々，妥当性のある測定から最良の結果を採択する．

3 結果の評価

気管支拡張薬吸入前・後で行った FEV_1 の改善度を計算し，気道の可逆性の程度を判定する．

$$改善量＝吸入後の FEV_1 − 吸入前の FEV_1（mL）$$
$$改善率＝改善量/吸入前の FEV_1 × 100（\%）$$

判定基準は，改善量 200 mL 以上かつ，改善率 12% 以上を満たした場合に「反応性あり」と判定され，気管支喘息が強く疑われる．ただし，安定期の気管支喘息などでは「反応性なし」となることもあり，気管支喘息を除外できないので注意が必要である．なお，2022 年の ERS/ATS statement では[9]，性別，身長，吸入前の肺気量の大きさによる過大評価の影響を少なくするために，改善率の分母が「吸入前の FEV_1」から「予測 1 秒量」に変更され，基準も 10% 以上となった．今後国内でも新基準の採用が進むものと思われる．

本検査に対応している機器では図 10 のように比較表示されるが，対応していなくても前・後の検査結果を出力して対応することができる．

小児の検査での留意点

子どもにもよるが，小児の検査は大体 6 歳くらいから実施可能と思われる．各々の検査では，予測式以外の判定基準などは成人と同じで

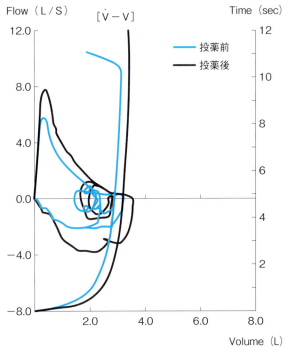

図10 気管支拡張薬反応性検査の結果

改善率は18.1%，2022年のERS/ATS statement基準では10.9%となる．

ある（前述のJRS2001肺活量予測式は18歳以上）．呼吸機能検査は患者の協力が必須であることから，小児の場合には特に言葉だけでは伝わりにくい面があるので，ジェスチャーや検査者がやって見せるなどの工夫が必要である．検査に興味をもたせてやってみたいと思わせることで，協力を得ていく．

1 VC，FVC検査

マウスピースをくわえてもらうときには，「大きなストローを同じだよ」など，具体的なことと比較して説明するとわかりやすい．言葉だけでは難しい場合には，実際に検査者がやって見せたり，ティッシュや風車を吹いてもらいイメージをもたせると理解が深まる．鼻が低いこともあってノーズクリップを嫌がったり，外れてしまう場合には，まずはしないで行ってみて，どうしても漏れそうであれば，検査者が押さえてみる．

VCやフローボリューム曲線などを見せて，「このとんがりをもっと高くしてみよう」など少しゲーム感覚的な興味のもたせ方も有効と思われる．

2 注意する事項

下記の事象は小児でよく発生するので，検査者は機器画面だけではなく，常に状態を見ておくことが必要ある．また，座位や立位にこだわる必要はないのでリラックスして，検査者とコミュニケーションがとりやすい体勢をとる．

① 紙製のマウスピースの場合，強く呼出させたときに噛み潰して閉塞性のパターンになったり，呼出が漏れてしまうことがある．
② 顔や体が吸気呼気で上下に動き，マウスピースとセンサーが外れたり，一時的に口があいたりして漏れが発生する．
③ 普通の呼吸（安静呼吸）がうまくつかめなくて時間がかかる．

おわりに

　本稿では，「呼吸機能検査ガイドライン」（2004年）から「呼吸機能検査ハンドブック」（2021年）での改定点を盛り込み紹介してきたが，比較表を見てもわかるようにVC，FVCの測定や再現性の基準が厳しくなっている．小児や高齢者，状態の悪い患者では，繰り返しの測定が困難な状況もあり，ガイドライン通りにいかないことも多い．このような場合，再現性に

こだわりすぎず，患者の病態や現在の状態を，どれだけ反映できている曲線やデータなのかを見極める技術が重要となる．そして，報告書にはデータを採択した理由や測定状況をコメントで返すことも大切である．

●● 参考文献・引用文献 ●●●●●●●●●●●●●●●●●●●●●●●●●●●●

1) 大久保輝男：1. 呼吸機能検査を始める前に．*Medical Technology*, **46**(6)：208-514, 2018.
2) 池田勇一：5. 結果の味方と考え方を学ぼう．*Medical Technology*, **46**(6)：536-543, 2018.
3) 須賀洋子：3. 努力性肺活量を測定しよう．*Medical Technology*, **46**(6)：523-530, 2018.
4) 田邊晃子：2. 肺活量を測定しよう．*Medical Technology*, **46**(6)：515-522, 2018.
5) 池田勇一：肺活量・努力性肺活量の測定法．*Medical Technology*, **32**(2)：139-143, 2004.
6) 東條尚子：呼吸機能検査からわかること．*Medical Technology*, **32**(2)：130-133, 2004.
7) 日本呼吸器学会 肺生理専門委員会 呼吸機能検査ハンドブック作成委員会 編：呼吸機能検査ハンドブック．日本呼吸器学会，2021.
8) 日本小児呼吸器学会 作成：小児呼吸機能検査ハンドブック 2020年改訂版．協和企画，2019.
9) Stanojevic, S., et al.：ERS/ATS technical standard on interpretive strategies for routine lung function tests. *Eur. Respir. J.,* **60**(1)：2101499, 2022.

3章 スムーズな検査の実践へ──押さえておきたい呼吸機能検査技術と理論・原理

得意になれる！ 機能的残気量（FRC）肺拡散能力（DLco）

▶ 山本　雅史

POINT

- FRC，DLco 測定の基本を押さえる．
- DLco と D'Lco の関係，TLC と V_A（BTPS）の関係を理解する．
- 疾患による特徴を理解し，それぞれの検査の相互性から，検査の妥当性を検証できるようにする．

はじめに

　機能的残気量（functional residual capacity；FRC）測定と肺拡散能力（diffusing capacity for lung in carbon monoxide；DLco）測定は，呼吸器疾患の診断や経過観察に頻用され，重要な検査である．それぞれが独立した検査ではあるが，FRC 測定で求められる残気量（residual volume；RV）は DLco の計算にも利用され，検査の妥当性を評価するうえでも双方の関係性を知っておくとよい．本稿では初学者向けにそれぞれの検査の基礎と，FRC と DLco をオーバーラップして考えるべき箇所を中心に述べる．

FRC[1]

　FRC は安静呼気位（FRC レベル，基準位ともよばれる）において，肺内に残存する気量である．FRC は予備呼気量（expiratory reserve volume；ERV）と RV からなり，RV を含むためスパイロメトリーでは直接測定できない．そのため，①ガス希釈法〔a：ヘリウム（He）閉鎖回路法，b：酸素（O_2）開放回路法〕，②体プレチスモグラフ法，の測定方法が開発され利用されている．そのなかでも国内では He 閉鎖回路法が広く採用されている．これらの方法で FRC を求めた後，ERV を減算することにより RV を算出する．

　FRC は肺気量分画（図1）の一つであるため，BTPS（body temperature, ambient pressure, saturated with water vapor）で表記するのがルールである．

1 測定原理（He 閉鎖回路法）

　閉鎖回路法には変量式と恒量式とがある．検査中に消費した O_2 の量や，呼吸により発生した二酸化炭素（CO_2）をソーダライムで吸収した量の分，総量から目減りするため装置内のベル位置が移動する．恒量式はこのベル位置を，O_2 を充填することにより一定位置に維持しながら検査する方式である．現在，国内の閉鎖回路法を有する装置はすべて恒量式である．

　ローリングシール内に既知の濃度，既知の量の He〔F1（%），$V_{装置}$（L）〕を入れる（図2-a）．被検者は安静呼気位（FRC レベル）で装置につな

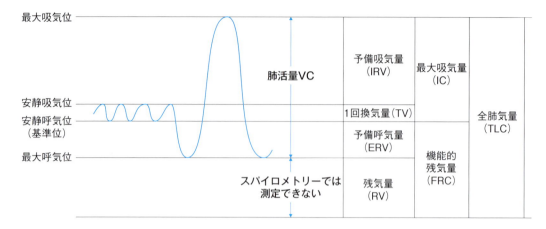

図1 肺気量分画

がれ，濃度が平衡になるまで再呼吸を行う．

平衡になった時点で以下の式が成り立つ．
(図2-b)

$$V_{装置} \times F1 = (V_{装置} + FRC) \times F2 \quad \cdots 式1$$

Heの絶対量は「量(V)×濃度(F)」で表すことができる．

左辺は測定開始前のHe量，右辺は測定終了時(Heが平衡になった後)のHe量とした場合，式の両辺でHeの絶対量は変わらないため上記(式1)が成り立つ．この式を変形したものが下記(式2)となる．

$$FRC = V_{装置} \times \frac{(F1-F2)}{F2} \quad \cdots 式2$$

つまり，装置内のHeをFRCの空気で薄めた場合，どのくらいのFRCで薄めたのかを，平衡になったときの濃度から逆算するという意味になる．

2 測定の実際

1) 基本手技と注意点

① 患者に検査の説明を行う．
② 座位で行う．椅子に深く座らせ姿勢を整えた状態で開始する．FRCは体位に影響を受けるため極端な猫背や，背もたれに寄りかかりすぎないように注意する．
③ マウスピースをくわえさせ，ノーズクリップを装着する．口角や鼻からエアリークがないことを確認する．つば付きのシリコンマウスピースを使用するとリークを防止しやすい．顔面神経麻痺がある場合は麻痺側から漏れやすいので十分に確認する．検査中に麻痺側を手で押さえたり，粘着の弱いテープで止めることもリーク防止に役立つ．その際は必ず患者に説明し，了解を得る．
④ 安静呼気位で装置につなぎ，He濃度が平衡になるまで安静換気を続ける．平衡になるまでの時間は，健常者で3〜4分，肺気腫のように肺内換気不均等分布が存在する場合，その程度によって5〜6分と延長し，7〜9分程度かかる場合もある．
⑤ He濃度が平衡になったら測定終了であるが，引き続き肺活量(vital capacity；VC)を測定する場合と，測定せず終了する場合がある(施設による)．VCを測定しない場合，別に測定したVCの結果を組み合わせることに

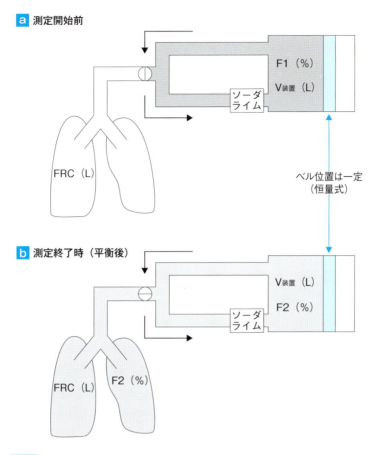

図2 He 閉鎖回路法の測定原理

より，すべての肺気量分画を求める．

以上が基本的な手技だが，装置によっては，上記のように安静呼気位で装置につなぐのではなく，換気が安定したのち任意の呼吸レベル（好きなとき）に装置につなげ，複数回の換気量をもとに仮の安静呼気位（恒量式の基準）を決定する．装置につなげたレベルとの差を計算し，FRCとしている．

測定中に大きく呼吸させ，換気を意図的に行うことでHe平衡時間を短縮させることができるが，慢性閉塞性肺疾患（chronic obstructive pulmonary disease；COPD）のように閉塞性換気障害がある場合は，動的肺過膨張が原因で安静呼気位が本来のレベルよりも吸気側にずれるため，正しくない結果となる．したがって，この方法は推奨されない．また，閉塞性疾患がなくとも，装置によっては1回換気量（tidal volume；TV）の計算（または，そのレベル合わせ）に影響を与えることがあり，かなり注意が必要である．

2）妥当性の確認と再検査

検査中，空気のリーク（漏れ）がないこと，安定した安静呼吸が行えている（特に安静呼気位が一定）ことに留意し，逸脱するならば再検査を行う．また，妥当性は満たしているが前回値と乖離する，初回（前回データがない）で予想以

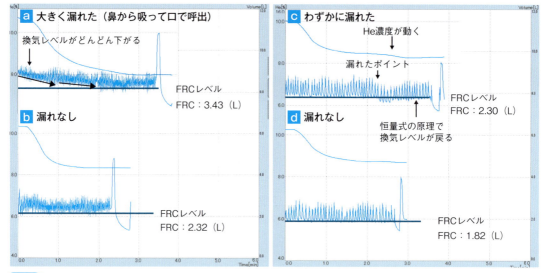

図3 リークの例

上に低値(高値)となった場合にも再検査で確認するとよい.

図3はリークの例である.大きく漏れがある場合(図3-a:吸気時の漏れの例)は安静換気レベルが一方向にずれてくるためわかりやすい.しかし,検査途中でわずかに漏れた場合(図3-c),安静換気レベルはわずかにずれるが,恒量式のため換気レベルが是正されてしまい,あたかもきちんと測定できているようにみえてしまう.しかし,リークなく再測定できたデータ(図3-d)と比べると差は歴然である.このように漏れがあった場合は過剰にRVが大きくなり,DLcoとD'Lco(V_AとV'_A)が乖離するため,そこでもチェックが可能である(後述).

3) **結果の解釈**

FRC測定の明確な正常値はない.これは個人差が大きいためとされる.

残気率(RV/TLC[※1])は25〜30%程度が正常の目安とされるが,若年者では20%程度,高齢者では40%程度となる場合もある.しかし,残気率や他指標の実測値,%予測値を単独でみるよりも,組み合わせて(%TLC,%FRC,%RV増加,RV/TLCも増加など)判断するほうが病態を把握しやすい.また,Heが平衡に達する時間も肺内換気不均等分布の程度を反映するため参考になる.

ガス希釈法の特徴は指示ガスが入り込んだ部位のみ測定可能であり,ブラ(bulla)のように気道との交通がない(または乏しい)気腔は測定できないため,過小評価となる.そのような部位を測定したい場合は,体プレチスモグラフ法で測定可能であり,ガス希釈法と体プレチスモグラフ法との容量差からブラの容量が推定できる.

DLco

呼吸機能検査における肺拡散能力とは,「肺からの酸素の取り込みやすさ」を調べることで

[※1] TLCは全肺気量(total lung capacity)のこと.

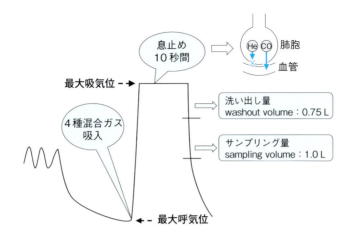

図4 1回呼吸法の測定原理

ある．しかし，O_2 の拡散能力（DLO_2）を測定することは技術的に困難であるため，実際の検査では O_2 の代用として一酸化炭素（CO）を利用してCOの拡散能力（DLco）を測定している．世界的に1回呼吸法がもっとも普及している．

肺拡散能力測定は，間質性肺炎やCOPDなど呼吸器疾患による拡散障害の程度の把握，薬剤性肺障害や造血幹細胞移植後の肺移植片対宿主病（graft versus host disease；GVHD）のチェックなど，さまざまな目的で用いられる．

1 測定原理（1回呼吸法）

検査には4種混合ガスを使用する．組成はCO：0.3％，He：10％，O_2：20％，N_2：バランスである．

最大呼出後（RVレベル），4種混合ガスを最大吸気位（TLCレベル）まで一気に吸気する．その後，約10秒間息止めを行う．息止め終了後，急速に最大呼出させ，呼気の最初に得られる死腔（機械的死腔＋解剖学的死腔）の部分0.75 Lを捨て，次に得られる肺胞気の部分を1.0 L採取する（図4）．

息止め中に肺胞より血中へ移動したCOの量を測定することにより，DLcoを求めることができる．

実際には，最大呼出時の肺内にはRV分の空気が残っているため，その後に吸気するCOはそのRV分の空気で希釈されてしまう．COのみの濃度低下を測定しても，どれだけが希釈された分なのか，拡散した分なのかがわからない．この希釈の程度を知るために，肺胞で一切拡散しないHe（Tracer gasとよぶ）が利用され，希釈率の計算に使用される．

2 DLco と D'Lco，V_A と V'_A

DLcoの値は，計算に測定時の肺胞気量の値が必要である．その求め方は次の2つがある．

① 測定時に吸入したガス容積である吸入気量（V_I）と，FRCの測定（He閉鎖回路法など）で得られたRVを足したものを，肺胞気量（V_A：ブイエー）という．

$$V_A = V_I + RV$$

② 測定時に吸入したガス容積である吸入気量（V_I）と，4種混合ガス中のHeの希釈率を使って求めたものを，肺胞気量（V'_A：ブイ

| Column | ～DLco と D'Lco 臨床にどちらを報告したらよいか？～ |

前述のように世界的に DLco といえば D'Lco のことを示しているが，国内では両方とも報告している施設や，DLco を報告している施設もある．健常者や間質性肺炎など肺内換気不均等分布がない場合は，ほぼ同じ値のため問題とならない．しかし重症の気腫型 COPD のように肺内換気不均等分布が強い場合は，両者は乖離するため，どちらが正しい値か？など混乱が生じる．

結論からいうと，D'Lco のほうが実臨床に近いと考えられている[3]．肺気腫でみられる気腫化して肺毛細血管床が破壊された換気不良の肺胞ユニットの DLco/V_A は，全肺における平均 DLco/V_A よりも非常に低いと考えられており，その部分を含んだ RV で計算される DLco は全肺の拡散能力をかなり過大評価していると考えられている．

1 回呼吸法は肺内換気不均等分布のない理想肺をもとに作られているため，このような場合では D'Lco が完全にマッチしているわけではないが，D'Lco を選択するほうがより無難であり実臨床に近いと考えられている．

なお，筆者の施設では D'Lco のみ報告している．FRC を測定しなくとも（VC, FVC, DLco のオーダが不要になる）報告ができるため，多様な臨床科で利用され，利便性は高い．

エーダッシュ）という．

$$V'_A = V_I \times \frac{FI_{He}}{FA_{He}}$$

*FI_{He}：吸入気ヘリウム濃度
*FA_{He}：呼気ヘリウム濃度

V_A で計算した肺拡散能力を DLco（ディーエルシーオー）．V'_A で計算したものを D'Lco（ディーエルシーオーダッシュ）と表現する．

日本の測定器ではそれぞれ分けた表現がされているが，海外では DLco といえば 1 回呼吸法から求めた D'Lco が当たり前になっているため，D'Lco のことを DLco と記載されていることが多い．治験で海外の装置を扱うときや，英語の文献を読むときは注意が必要である．

3）測定の実際

1）基本手技と注意点

① 患者に検査の説明を行う．

② 座位で行う．原則 FRC と同様に姿勢を整えた状態で開始するとよい．極端な猫背や，背もたれによりかからないように注意する．

③ マウスピースをくわえノーズクリップを装着する．FRC と同様に，口角や鼻からエアリークがないことを確認する．つば付きのシリコンマウスピースを使用するとリークを防止しやすい．

④ 安静換気を数回行ったのち，最大呼気位（RVレベル）まで呼出させる．最大吸気位まで 4 種混合ガスを一気に吸入させ，約 10 秒間息止めを行う．息止め終了後，急速に最大呼出させ，呼気の最初に得られる死腔の部分（0.75 L）を捨てる．次に得られる呼気ガスを 1.0 L 採取する．採取された呼気ガスは CO メーターと He メーターへ送られ，濃度の測定が行われ，DLco が算出される．

息止め中に極端に力むと胸腔内圧増加(肺血流量低下)により，DL_{CO} 低下の要因となり，逆に吸気し続ける動作は胸腔内圧減少(肺血流量増加)により DL_{CO} 増加の要因となるため，極端に力まず息止めを行うよう指示する．

「呼吸機能検査ハンドブック」[1]では，sampling volume を 0.5～1.0 L 採取するとしているが，VC が 2 L 以上あり，4 秒以内にサンプルを回収可能ならば，従来通り 1.0 L とするのが望ましいと考える．VC が 2 L 未満の場合は，洗い出し量 washout volume を 0.5 L まで，また sampling volume は 0.5 L まで減らしてもよい．また，これは筆者の私見であるが，VC が 2 L 以上あったとしても，閉塞性が強く 4 秒以内にサンプルを回収不能(もっと時間を要する)な場合は，washout volume および sampling volume を適宜減らして 4 秒以内に回収するほうが DL_{CO} の過大評価を防ぎ，よりよいと考えるが，今後検討が必要である．

VC が 1 L 未満は原則検査不能とするが，装置によっては分析に最低限必要な sampling volume が 0.5 L 未満でも可能な場合があり，臨床的価値が高い場合(例：間質性肺炎の初回検査で著しい VC 低下があり拡散能力を評価したい)などは，VC が 1 L 未満でも検査を実施するとよい．その際，使用している装置の sampling volume の限界点(信頼性の高い検査がどこまで可能か？)を事前に確認しておく必要がある．また washout volume であるが，筆者の経験上，フィルターなどの機械的死腔および解剖学的死腔を考慮して身長が高い人で 0.45 L，低い人で 0.40 L が限界と考える．いずれにしても，ガイドラインで示す最低量を下回っており「規定量以下での検査のため参考値」であることを明示する必要がある．

表1　検査結果の妥当性の評価

- 検査中，空気のリーク（漏れ）がない
- 吸気量（V_I）は VC あるいは FVC の 90% 以上吸入している
- 検査ガスの吸気は 4 秒以内に終了している
- 息こらえの時に安定していて，息こらえ時間は 9～11 秒の間である
- サンプル回収は呼出から 4 秒以内
- 洗い出し量とサンプリング量が適切である

2）妥当性の確認と再検査[1]

検査結果の妥当性(表1)を評価し，逸脱するならば再検査を行う．また，妥当性は満たしているが前回値と乖離する，初回(前回データがない)で予想以上に低値(高値)となった場合にも再検査で確認するとよい．

再検査は 1 回目の検査ガスの洗い出しのため 5 分以上間隔をあける．測定回数が多くなると血中の COHb が増加する(CO のバックプレッシャー増加，血中 CO は理論値はゼロだが検査を複数回行うと増加する可能性があり，検査結果に影響を与える)ため 4 回以内にとどめる．

肺気腫のように肺内換気不均等がある患者の場合，検査ガスがなかなか洗い出されないため再検査の間隔をより長めにとる．FRC 測定での He が平衡になるまでの時間と同等以上空けるとよい(例えば，He が平衡になるまでの時間が 7 分かかった場合は 7 分空けるなど)．また VC や FVC の再検査がある場合は，その待ち時間に行うと検査効率がよい．

4）結果の解釈

1）ヘモグロビン(Hb)補正[1]

Hb 濃度は DL_{CO} の値に影響を与える．Hb 濃度の上昇は DL_{CO} の増加，Hb 濃度が低下する場合は DL_{CO} の低下となる．ルーチンでよく出合うのは，血液疾患の造血幹細胞移植前の測定である．貧血がある状態で DL_{CO} を測定すると，

表2 代表的な疾患（典型例）と検査値の関係

	V_A（または TLC）	DLco	DLco／V_A
気管支喘息（軽度）	やや↑	↔ or ↑	↑
気腫型 COPD	↑	↓↓	↓↓
間質性肺炎	↓	↓↓	↔ or ↓　※
重症筋無力症（Extrapulmonary disease の例）	↓	↓	↑
肺高血圧症	↔	↓	↓

※拡散障害の程度が弱い場合はやや↑

DLco が低下するため一見拡散障害があるように見えるが，実際は Hb 濃度が低いことが低下の原因であることが多く，Hb 補正を行い正しく評価する必要がある．

2）基準値[1]

一般的に DLco，DLco/V_A ともに，予測値に対して 80％以上を正常と判断する．DLco が 10％以上，または 3 mL/min/torr 以上変化した場合は有意な変化と判断する．

3）鑑別診断と合併症への利用

DLco と DLco/V_A の動きは疾患によって異なっているため，鑑別診断にも用いられる．**表2**に代表的な疾患を示す（典型例）．このように疾患によって検査値の動きに特徴がある．気腫合併肺線維症（combined pulmonary fibrosis and emphysema；CPFE）のような合併症の場合は，基本的にはこの動き同士を加算するようなデータとなるため（一部例外あり），考え方の基礎とするとよい．

FRC と DLco の関係と共通事項

1 ソーダライムとシリカゲルの役割

ソーダライムはCO_2，シリカゲルはH_2Oの吸着を目的としている．CO_2とH_2Oの存在は，ガスメーターに影響を与え測定値に影響する．そ

のためソーダライムとシリカゲルは交換時期に新品と交換すること．使用する機器によって使用量が異なるので，交換タイミングはそれぞれの施設で設定するとよい．シリカゲルは交換の目安として指示薬によりピンク色に呈色するが，色のつく早さは製品の種類（製造メーカー）によって差があるため，あくまでも目安とする．ソーダライムについても同様である．ボックスのソーダライムは呼気が同じ経路を通ってしまいその部位が早く劣化するため，優しく転倒混和するとよい．激しく混ぜると粒子が破砕され粉状になるため注意する．

2 妥当性の確認〜検査間の相互確認

DLco と D'Lco は原理的に DLco≒D'Lco，DLco＞D'Lco の関係が成り立つ．それは，DLco は FRC から求めた RV を V_A の計算に用いており，D'Lco は 1 回呼吸法で得られた V'$_A$ を計算に使用しているためである．

検査の妥当性を満たしているが，その関係が逆転したり，DLco と D'Lco の値の乖離がみられた場合は，FRC，DLco 両方の検査の妥当性が正しいか判断する必要がある．起こりうる原因として，①FRC 測定時の漏れ，②FRC 測定時の正しくない ERV の入力，③DLco 測定時の最初の呼出不十分（RV レベルに達していない）などがある．

| Column | ～予測式の問題点～ |

　現在国内では Burrows（1961 年）または西田ら（1976 年）による予測式が使用されていることが多い．表3[1] に示す通り，西田の式や Cotes による式の変数は性別に加え身長，年齢が変数として使用されている．一方，Burrows の式は BSA（body surface area：体表面積）が変数として使用されているため，さらに体重の要素が加わる．このように予測式といっても変数が異なり，それぞれの特徴があるため，自施設で使用している予測式の特性と予測式の限界について理解しておくことが重要である．

　2017 年に ERS（European Respiratory Society）の GLI（The Global Lung Function Initiative）より白人の DLco の予測式[4] が新たに発表された．GLI は世界的な取り組みを目的としており，スパイロメトリーの指標である FVC や FEV1 については，白人だけではなくアジア圏も含めたさまざまな人種の予測式がすでに発表されている（日本人の分類は Other）．GLI による DLco および DLco /V$_A$ の予測式の変数は，性別，身長，年齢である．今まで発表されている DLco /V$_A$ の予測式は性別と年齢のみを変数とするものが多く，身長が加わっている点が大きく異なる．

　国内で現在利用されているものは日本人の予測式ではなかったり，対象が日本人でも作成された年代が古く体格がマッチしていない可能性などの問題から，現代人の体格に合った日本人の新たな予測式作成が長年望まれていた．

　2022 年に Wada[5] らにより最新の日本人の予測式が報告された（表4）．この予測式は GLI の予測式と同様に Generalized Additive Models for Location Scale and Shape（GAMLSS）が利用されており，従来の線形回帰とは異なる方法で求められる．2014 年に日本呼吸器学会から「LMS 法による日本人のスパイロメトリー新基準値」としてスパイロメトリーの予測式が報告[6] されたが，同様の統計手法である．

　また変数については，本邦では馴染みのある Burrows らの予測式とは異なり，BSA は使用されておらず，DLco/V$_A$ についても性別，年齢，身長から求める．上記のように単純な線形回帰式ではないため，検査装置に搭載されるのは時間を要すると思われるが，近い将来，日本人のスタンダードな予測式の一つになると考えられる．

表3　DLco，DLco/V$_A$ の予測式（日本呼吸器学会；2021[1]，p.28，表1，表2より引用）

報告者	症例数	性別	予測式
Burrows (1961)	135 (男性＋女性)	男性	$15.5\ BSA - 0.238\ a + 6.8$
		女性	$15.5\ BSA - 0.117\ a + 0.5$
Cotes (1969)	－	男性	$(0.109\ h - 0.067\ a - 5.89) \cdot 2.986$
		女性	$(0.071\ h - 0.054\ a - 0.89) \cdot 2.986$
金上 (1961)	39 (男性＋女性)	－	$(24.85 - 0.225\ a) \cdot BSA$
西田 (1976)	365 (男性＋女性)	男性	$(20.6 - 0.086\ a) \cdot h/100$
		女性	$(15.9 - 0.038\ a) \cdot h/100$

報告者	性別	予測式
Burrows (1961)	－	$6.49 - 0.0298\ a$
Cotes (1970, 1979)	男性	$6.38 - 0.035\ a$
	女性	$5.90 - 0.008\ a$
西田 (1976)	男性	$6.50 - 0.031\ a$
	女性	$6.60 - 0.023\ a$

a：年齢（歳）．

a：年齢（歳），h：身長（cm），BSA：体表面積．

得意になれる！　機能的残気量（FRC）肺拡散能力（DLco）　**95**

表4 Wada らによる DLco, DLco/V_A の予測式

男　性	予測式
DLco	exp[$-3.05697+1.42677\times$ln[身長（cm）]$-0.26486\times$ln[年齢（歳）]$+$Mspline]
DLco/V_A	exp[$5.35455-0.53705\times$ln[身長（cm）]$-0.22823\times$ln[年齢（歳）]$+$Mspline]
女　性	
DLco	exp[$-2.70593+1.26398\times$ln[身長（cm）]$-0.16611\times$ln[年齢（歳）]$+$Mspline]
DLco/V_A	exp[$5.78602-0.68239\times$ln[身長（cm）]$-0.14728\times$ln[年齢（歳）]$+$Mspline]

年齢ごとの Mspline は文献 6 を参照.

Column　〜極度の肺内換気不均等分布と DLco〜

　極度の肺内換気不均等分布が存在するような重症 COPD では, 気相内拡散による拡散時間の低下や He や CO が肺内で均一に希釈されないなどの理由から DLco は極端に低く測定されることが起こりうる.

　これは DLco の検査法である 1 回呼吸法が理想肺を元に作られているためである. すなわち呼吸停止時間（breath holding time；BHT）が 10 秒程度でほぼ肺内全体に検査ガスが均一に広がり, 拡散を行い適切な肺胞気がサンプルとして回収される（肺血流量や換気量の分布が歪ではない）. しかし, 著しい肺内換気不均等分布が存在すると, 肺血流量や換気量の分布がミスマッチングを含め不均等であるため上記のようなことが起こりうる.

　筆者が経験した症例[7]を以下に紹介する. 酸素吸入をせず独歩で検査室に来室した COPD 患者で, それにもかかわらず DLco のデータは「ほぼゼロ」. 明らかに検査結果と臨床症状が乖離していた. さまざまな検討を重ねた結果, 重度の拡散障害があり, さらに著しい肺内換気不均等分布が存在する場合, 10 秒程度の BHT では CO ガスが拡散可能な場に到達できていないことが考えられた. そのため, このような症例の場合は理想肺を元に作られた 1 回呼吸法の限界であると考える. それでは, これが真の値より低いのかというと「おそらく真の値より低い可能性がある」といえるだけではっきりとしたことはわかっていない. もちろん, どの程度の肺内換気不均等分布があればこのような極端な DLco 低値となるのかも不明であり, 今後のさらなる検討が必要である.

　そのため, このような症例に出合った場合は, 装置が正常に動いていることを確認したうえで, 適切な再検査を行い, 「再検済み」であることと, 上記の可能性を依頼医へ伝えるとよいと思われる.

　また, 肺内換気不均等分布がほぼない場合, TLC または V_A(BTPS), V'$_A$(BTPS) は, ほぼ同値になるため, 乖離する場合は FRC, DLco

のどちらかの検査について是正が必要となる. 逆に肺気腫などにより肺内換気不均等分布が強い場合は, その程度により DLco と D'Lco〔V_A

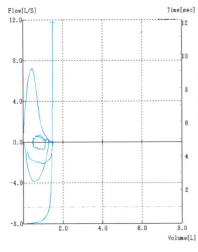

FVC, フローボリューム曲線	実測値	予測値	%予測値
FVC (L)	1.50	2.32	64.6
FEV_1 (L)	1.32	1.90	69.4
FEV_1/FVC (%)	88.0		
PEF (L/s)	7.28	5.37	135.5
肺気量分画（He 閉鎖回路法）	実測値	予測値	%予測値
TLC (L)	2.21	3.73	59.2
FRC (L)	1.00	2.43	41.1
RV (L)	0.69	1.45	47.5
RV/TLC (%)	31.2		
VC (L)	1.52	2.46	61.7
IRV	0.63		
TV	0.58	\multicolumn{2}{l}{He が平衡に達した時間：}
ERV	0.31	\multicolumn{2}{l}{2 分 20 秒}
IC	1.21		
肺拡散能力	実測値	予測値	%予測値
DL_{CO}*	9.17	17.87[†]	51.3
$D'L_{CO}$*	9.12	17.87[†]	51.0
DL_{CO}/V_A**	5.07	4.64[†]	109.2
$D'L_{CO}/V'_A$**	5.07	4.64[†]	109.2
V_I (L)	1.49		
V_A (BTPS) (L)	2.18		
V'_A (BTPS) (L)	2.16		

図5 特発性間質性肺炎（60 歳代，女性）

*：mL/min/mmHg，**：mL/min/mmHg/L，[†]：予測式は Burrows を使用．

(BTPS) と V'_A(BTPS)，または TLC と V'_A(BTPS)〕の値の乖離がみられる．

他に相互確認できる事項としては，FRC 測定時の TLC と CV 測定時の TLC は一致する．さまざまな検査で VC が測定されるが，それぞれほぼ一致している必要がある．具体的には，VC，FVC，FRC 測定時の VC，DL_{CO} 測定時の V_I，クロージングボリューム測定時の VC などである．体プレチスモグラフ法による胸腔内気量（thoracic gas volume；V_{TG}）の測定を行っている場合，ガス希釈法による FRC と V_{TG} はほぼ一致するが，やや V_{TG} のほうが大きい．しかし，上述のように肺内換気不均等分布が強い場合はこの関係も差が広がり乖離（FRC≪V_{TG}）する．

このように複数の検査を組み合わせて，それぞれの妥当性の判断を行う必要がある．また，臨床的な知識も動員して判断しなくてはならない場合もある．

症例

1) 特発性間質性肺炎（図5）

60 歳代，女性．148.6 cm，64.9 kg．喫煙歴：なし．

%VC は 61.7%，1 秒率は 88.0% であり拘束性換気障害．他の肺気量分画は 40～50% と低下しており残気率は 31.2% である．DL_{CO}（$D'L_{CO}$）

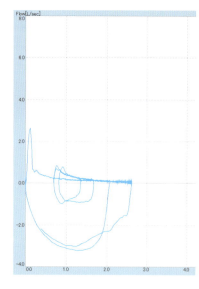

FVC, フローボリューム曲線	実測値	予測値	%予測値
FVC (L)	2.63	3.44	76.5
FEV$_1$ (L)	0.54	2.78	19.4
FEV$_1$/FVC (%)	20.5		
PEF (L/s)	2.61	7.85	33.2
肺気量分画（He 閉鎖回路法）	実測値	予測値	%予測値
TLC (L)	6.75	5.59	120.8
FRC (L)	4.76	3.32	143.4
RV (L)	3.93	2.05	191.5
RV/TLC (%)	58.2		
VC (L)	2.82	3.53	79.9
IRV	1.26		
TV	0.73		
ERV	0.83		
IC	1.99		
肺拡散能力	実測値	予測値	%予測値
DLco*	10.69	17.60†	60.7
D'Lco*	7.08	17.60†	40.1
DLco/V$_A$**	1.95	4.40†	44.2
D'Lco/V'$_A$**	1.95	4.40†	44.2
V$_I$ (L)	2.81		
V$_A$ (BTPS) (L)	6.74		
V'$_A$ (BTPS) (L)	4.46		
体プレチスモグラフ	実測値	予測値	%予測値
V$_{TG}$ (L)	6.07		
TLC(体プレチスモグラフ) (L)	7.63		

He が平衡に達した時間：7 分 30 秒

図 6 気腫型 COPD（70 歳代，男性）

＊：mL/min/mmHg，＊＊：mL/min/mmHg/L，†：予測式は Burrows を使用．

は 51.3％と低下しており拡散障害を呈している．本疾患では肺内換気不均等分布はないため，DLco と D'Lco の乖離はなく，TLC と V$_A$，V'$_A$ の乖離もないため FRC と DLco の検査の妥当性も問題ないと考えられる．

DLco（D'Lco）が低下しているが D'Lco/V'$_A$ が比較的保たれている理由については，文献 2 を参照するとよい．

2) 気腫型 COPD（図 6）

70 歳代，男性．164.3 cm，70.6 kg．喫煙歴：40 本/日×46 年．

％VC は 79.9％，1 秒率は 20.5％であり閉塞性換気障害．肺気量分画は TLC：120.8％，FRC：143.4％，RV：191.5％と増大しており残気率は 58.2％と肺過膨張所見が見られる．D'Lco は 40.1％，D'Lco/V'$_A$ は 44.2％と，いずれも低下しており拡散障害を呈している．FRC 測定での He 平衡時間は 7 分 30 秒であり，著しい肺内換気不均等分布を示唆する．DLco と D'Lco は乖離を認め，V$_A$ は 6.71 L，V'$_A$ は 4.46 L と乖離を認めるが，肺内換気不均等分布の程度を考慮すると矛盾しないため，FRC と DLco の検

査の妥当性も問題ないと考えられる．もしここでHe平衡時間は7分30秒もかかっているにもかかわらず，DLcoとD'Lco(V_AとV'$_A$)がほぼ同値であるならば，FRCとDLcoどちらかの結果にエラー(FRCの漏れなど)があると考えられるため再検証が必要である．

おわりに

FRCとDLcoそれぞれの検査概論について，さらにオーバーラップした考え方を中心に初学者へ向けて解説した．呼吸機能検査は非常にやりがいのある検査である．実際に呼吸機能検査にかかわって，理論が頭で整理されたり，データが読めるようになってきたり，患者とのコミュニケーションを経験すると，だんだん検査が楽しくなってくる．本稿が読者の苦手意識克服に少しでも役立てば幸いである．

● **参考文献・引用文献**

1) 日本呼吸器学会 肺生理専門委員会 呼吸機能検査ハンドブック作成委員会 編：呼吸機能検査ハンドブック．日本呼吸器学会，2021．

2) 日本臨床衛生検査技師会 監：肺拡散能力．呼吸機能検査技術教本第2版．pp.58-80，じほう，2024．

3) 福地義之助監修：一酸化炭素の拡散能力．肺機能検査 呼吸生理から臨床応用まで．pp.90-96，メディカル・サイエンス・インターナショナル，2001．

4) Stanojevic, S., et al.：Official ERS technical standards: Global Lung Function Initiative reference values for the carbon monoxide transfer factor for Caucasians. *Eur. Respir. J.*, **50**(3)：1700010, 2017.

5) Wada, Y., et al.：Referential equations for pulmonary diffusing capacity using GAMLSS models derived from Japanese individuals with near-normal lung function. *PLoS One.*, **17**(7)：e0271129, 2022.

6) Kubota, M., et al.：Reference values for spirometry, including vital capacity, in Japanese adults calculated with the LMS method and compared with previous values. *Respir Investig.*, **52**(4)：242-250, 2014.

7) Ohara, A., et al.：Two cases of chronic obstructive pulmonary disease with undetectable diffusing capacity for carbon monoxide. *Respir. Investig.*, **59**(1)：145-148, 2021.

3章 スムーズな検査の実践へ──押さえておきたい呼吸機能検査技術と理論・原理

得意になれる！
クロージングボリューム検査

▶高谷　恒範

> **POINT**
> - 換気は均等ではなく，重力の影響や解剖学的特徴により不均等に分布する．肺疾患によりこの不均等性が増すとガス交換障害が生じる．この障害を感知するには，肺内ガス分布やクロージングボリューム（closing volume；CV）の測定が必要となる．
> - 早期気道閉塞は，内径2mm以下の細い末梢気道（silent zone）で起こりやすい．末梢気道が閉塞すると，換気の不均等性が増加し，ガス交換障害が発生する．
> - 慢性閉塞性肺疾患（COPD）など明らかな閉塞性換気障害があり，1秒量，1秒率に異常がある場合はスパイロメトリーによる診断が可能であるが，silent zone の病変をスパイロメトリーのみで検出することは不可能に近い．

はじめに

　早期末梢気道閉塞〔内径2mm以下の細い末梢気道（small airway）〕による，ガス交換障害の変化を検出するには，スパイロメトリー検査では限界がある．より精密に末梢気道レベルでの変化を検出するためには，周波数依存性のコンプライアンス測定や放射性同位元素を用いた肺換気血流シンチグラフィーなどの評価方法が必要である．しかし，これらの方法は手技が複雑で，実際の臨床現場での使用は限られている．そこで，より簡便で有用な日常的な検査方法として，クロージングボリューム（closing volume；CV）の測定が必要になる．本稿では，留意しておきたい知識として測定原理や手技，測定データの採択基準，そして臨床的意義について解説する．

クロージングボリュームを
より理解するために必要な知識

1　換気血流比の不均等を検出する方法

　上記に述べたように，慢性閉塞性肺疾患（chronic obstructive pulmonary disease；COPD）になれば不均等性が一段と増大する．そのため，換気血流比不均等分布となり，ガス交換障害（換気障害）による低酸素血症が生じる．

　通常，呼吸機能検査は座位で行う場合が多い．座位の場合，胸腔内圧は，重力の影響を受ける．そのため，陰圧の程度は肺底部より肺尖部で高くなる．胸腔内圧の変化は，肺の部位が異なるごとに肺容量に差異を生じさせる．最大吸気を行った全肺気量位において，肺尖部・肺底部にかかる胸腔内圧に圧較差が生じても容量差はほとんど生じない．しかし，呼出を行って肺容量が減少していく場合は，気道を外側に牽引する力が低下するため低肺気量となる．その

場合, 気道の開存性の維持ができなくなり気道閉塞が生じる.

座位の場合は, 肺底部で肺尖部より胸腔内圧が高く肺胞容量は低下しているため, 肺底部から気道閉塞が生じる. よって, 気道閉塞は最大呼出時の残気量位よりも高い肺気量位で生じ, 気腫化がみられる. 肺の弾性収縮圧低下や気道狭窄などの病的な状態では, 不完全な気道狭窄が早期に起こり, より早く気道閉塞が生じる. クロージングボリューム測定は, この気道閉塞が生じる初期状態を反映していると考えられ, 末梢気道病変の早期検出に有用な検査法である.

② 換気・血流不均等

肺には, 局所的に不均等に分布するガスが存在する. 換気は, 不均等に分布するガスと血流が効率よく交換ができれば, 肺全体としてきわめて良好なガス交換ができ, 低酸素血症などの問題は生じることはない. 吸入気が肺胞に到達し肺胞内のガス, すなわち酸素(O_2)が血流を通して接触した段階において, 換気血流比 $\dot{V}A/Q$ が呼吸生理学的に最も重要な概念である[1].

換気(気相)と血流(液相)の接触した場合を数式化し, 肺全体としてのガス交換を定量的に評価したのが換気血流比 $\dot{V}A/Q$ である. 気相側(換気)と液相側(血流)から考えると, 両者はガス交換単位として機能してきた. 常に平衡状態ではなく(不均等状態). 平衡状態であれば, ガス組成はまったく等しくなるはずである. 肺内すべてのガス交換単位が同一のガス交換率, 同一の $\dot{V}A/Q$ を有していれば, その肺は, 機能的に完全に均一と言えるが, 重力や解剖学的構造の影響で完全に均一とはならない. 肺尖部では, 血流量(Q)が少なく, 肺底部では多い. 反対に換気量(V)は, 肺尖部で高く肺底部で低い. すなわち, 肺尖部は, 換気血流比が高く,

肺底部は換気血流比が低くなる.

各種疾患や病態ごとに換気血流比が変化するのは興味深い. 低酸素血症の原因としては, 肺胞低換気, 拡散障害, シャント(静脈血混合様効果), 換気血流比不均等分布などがあるが, 呼吸器疾患ではほとんどの場合, この換気血流比不均等分布がもっとも重要といえる.

臨床的意義

末梢気道病変の早期の気道閉塞は, 内径2 mm 以下の末梢気道から起こるとされている. 気道閉塞を早期に検出することは臨床上重要である. 気道壁や周囲組織の性状の変化によって気道抵抗が増加したり弾性収縮圧が低下したりすることによって, CV が増加する. CV が増加すると換気が低下し, 生理学的シャントの増大と換気血流比の低下から酸素化障害(換気障害)の原因となる. 特に機能的残気量(functional residual capacity;FRC)よりクロージングキャパシティ〔closing capacity;CC, CC = CV + 残気量(residual volume;RV)〕が大きい(CC>FRC)場合は, 安静呼吸中に末梢気道の閉塞(tidal airway closure)が起こることを意味する. これは肥満, 麻酔, 特発性側彎症や脊髄損傷で起こりやすくなる[1~3]. また, COPD など明らかな閉塞性換気障害があり, 1秒量, 1秒率に異常がある場合はスパイロメトリーによる診断が可能である. しかし, silent zone の病変をスパイロメトリーのみで検出することは不可能に近い.

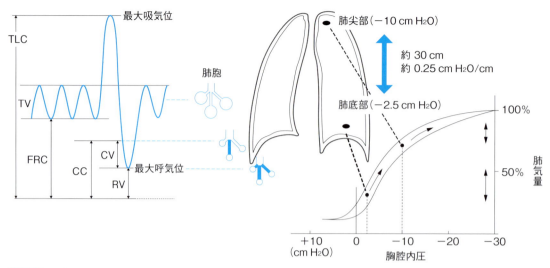

図1 肺気量分画と気道状態の理解

TLC：total lung capacity（全肺気量），TV：tidal volume（1回換気量），FRC：functional residual capacity（機能的残気量），CC：closing capacity（クロージングキャパシティ），CV：closing volume（クロージングボリューム），RV：residual volume（残気量）．
吸気が進むと，肺胞が膨らむ．呼出が進むと気道が閉塞する（図中央，青塗りつぶし部分）[4]．

検査方法
（レジデントガス法の測定原理）

1) 肺気量分画と気道状態の理解（図1）[4]

胸腔内圧は重力の影響を受け重力方向に約 0.25 cm H_2O/cm の圧がかかるため，肺の高さを約 30 cm とすると，肺尖部に比べ肺底部の胸腔内圧は +7.5 cm H_2O 分だけ陰圧となる．吸気では，胸腔内圧がより陰圧となった部位（肺尖部）からガスが流入する．吸気が進むにつれて肺底部方向に向かって胸腔内圧陰圧が進み，閉塞していた気道が開きガスが流入して肺胞が膨らむ．この気道の開くタイミングのずれによって指標ガスの肺胞内濃度が異なる．呼気早期は全肺胞気から呼出されるので各部位からのガスは混和され，指標ガス濃度も一定となる．その後，呼出が進むと肺底部から気道閉塞が起こり始める．気道閉塞は肺気量が低下するために起こる．部位によって肺胞気内濃度が異なるた

め，気道閉塞が起こると呼出される肺胞気の部位が変化し，結果として呼気中の指標ガス濃度に差が生じる．

ΔN_2 においては，基準値は報告によってやや異なるが，1.0 ± 0.14%（mean ± SD）不均等分布が強いほど第Ⅲ相の勾配が急となる[2]．CV は，末梢気道閉塞の病状が進行すると高い肺気量で早期に第Ⅳ相が始まり CC, CV が増大する．また，第Ⅳの屈曲点（クロージングポイント）の鑑別が困難となることが多い．

2) N_2 法（CV 測定）のガス換気のイメージ

最大呼出させた時点，最大呼気位（RV 位）から純酸素をゆっくりと最大吸気し，その後ゆっくりと最大呼気位まで準静的[※1]な呼出をすると N_2 単一呼出曲線が得られる（図2）．この曲線の呼気のはじめは口腔内や気道の解剖学的死腔の純酸素が（N_2 濃度ゼロ）呼出される第Ⅰ相，次いで気道と肺胞の混合気体の急峻な立ち上がりがみられる領域の第Ⅱ相が出現する．した

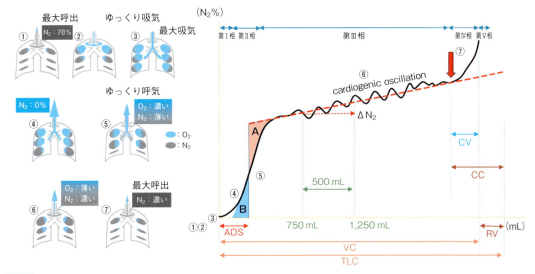

図2 N₂法（CV測定）のガス換気のイメージ

VC：vital capacity（肺活量），ΔN₂：換気分布指数，ADS：anatomical dead space〔解剖学的死腔量（Fowler法）〕，cardiogenic oscillation：心原性振動．

がって，第Ⅱ相の面積を半分にした呼気量と第Ⅰ相を合わせて解剖学的死腔量（anatomical dead space；ADS）を求めることができる（Fowler法）．

続いて圧勾配によって肺底部から呼出が始まり，呼出が進むにつれ肺尖部方向の肺胞気が呼出されてくる．その際，重力効果によって肺胞内のN₂ガスに濃度勾配が生じて軽度の傾きをもつ第Ⅲ相（alveolar plateau）が形成される．このプラトー部分が第Ⅲ相であり，肺胞から呼出される肺胞内のN₂ガス濃度は重力効果によって肺尖部で高く肺底部で低くなっている．

最大吸気位では傾きが平坦となるため両者にあまり差はないが，最大呼気位に向かうにしたがって，肺尖部と肺底部の局所肺容量の差が増大する．健常人でも吸入気は肺尖部から肺底部まで均等には分布せず，肺胞内ガス濃度には不均等が生じている．これが，肺内ガス分布の不均等である．

100% O₂を吸入した場合，肺尖部に比べ肺底部の容量変化が大きい．そのため，希釈効果の違いから肺底部の肺胞気N₂濃度は肺尖部に比べ低くなる．図3は，肺尖部から肺底部までの局所肺気量と全肺気量の関係を示すオニオンスキン・ダイアグラムである[6]．呼出は圧勾配によって肺底部から始まり，呼出が進むにつれ肺尖部方向の肺胞気が呼出され，VCの30〜80%にわたって徐々に上昇する．濃度の勾配（ΔN₂）ができるため，第Ⅲ相は吸気不均等分布の有無を表す．この領域には心拍動に同期した軽度の基線のゆれがみられ，心臓の拍動によって肺が押され肺下部からの気流が周期的に途絶することで呼出領域が変わり，N₂濃度が変動していることを示す．この現象は心臓の拍動を反映する

※1 熱力学において，系の状態変化がその熱平衡状態に無限に近い状態で行われ，しかも，各瞬間での状態がはじめに経てきた状態を次々に逆の順にたどることができる変化．

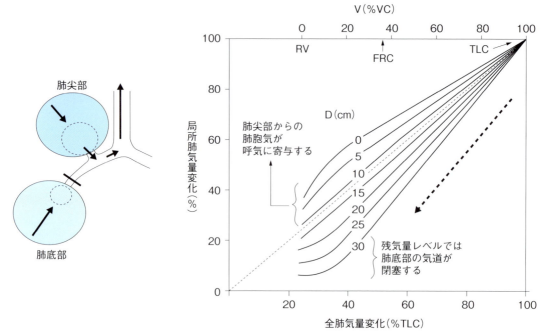

図3 全肺気量と局所肺気量の関係（オニオンスキン・ダイアグラム）
CV検査で，残気量レベルまで呼出すると肺底部の末梢気道が閉塞する．肺尖部からN₂濃度の高い肺胞気の呼気に寄与する．Dは肺尖部からの距離を示し，局所肺気量の変化を示す．（オニオンスキン・ダイアグラムの図は文献6より改変引用）

 もので心原性振動（cardiogenic oscillation）と呼ばれる．

第Ⅲ相のあと，呼気終末に近づくと急激にN₂濃度が上昇して第Ⅳ相のCVが出現する．肺底部側の末梢気道が閉塞し，結果としてN₂濃度の高い肺尖部からの肺胞気が呼気の主体となる．呼気時に肺底部の末梢気道が閉塞する現象をクロージング現象という．この場合の肺気量をCVと呼び，肺底部の細気管支のairway closureが始まったポイントである．呼出が進むにつれて閉塞が肺上部に拡大し，肺尖部と肺底部のN₂濃度勾配があるため，N₂の急上昇を示すと考えられている．

さらにN₂濃度が急激に低下すると，第Ⅴ相を示す．各種の疾患および病態で末梢気道閉塞が進むほど肺内ガス分布はさらに不均等となり，クロージング現象が増強する[3]．

第Ⅴ相の解釈には2つの説がある[7]．一つは呼気終末の過大な筋収縮によって重力による胸腔内圧勾配が消失し，横隔膜に近い肺下部から流量の再増加がみられるために出現するという説，もう一つは第Ⅳ相の肺上部からの呼出が終わると，やがて肺上部もflow limitationをきたし流量が減少することにより再び肺下部に向かい呼出されるためにN₂濃度が減じて第Ⅴ相が出現する説である[7]．第Ⅴ相はCVに含めずに計測する．

CVは末梢気道の閉塞を反映するため，肺活量（vital capacity；VC）に対するCVの百分率（CV/VC），全肺気量（total lung capacity；TLC）に対するCVとRVの和であるCCの百分率（CC/TLC）で評価する．N₂単一呼出曲線の濃

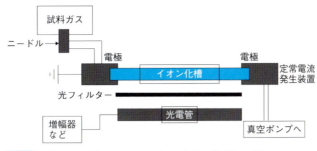

図4 Giesler管イオナイザー（ガス放電方式）

度勾配の原理測定時における肺内のN_2ガス分布の変化を示す(図2).

測定機器の準備

機器の電源は，ガス分析装置の安定のため，検査前30分にはオンにしておく．

真空ポンプの電源を入れ10分以上置き真空状態を安定させる(窒素メーターは，各社異なるが，真空ポンプのスイッチのオンオフの濃度をチェックする)(図4)．検査用ガスボンベの残量を確認する．

・**窒素ガスの測定**

窒素ガス内の真空放電による青紫色の色調でガス濃度を測定する．

検査の進め方（測定手順）

① 具体的に詳しく検査の説明を行う．特に一定の速度で呼出することが難しいため，機器のセットアップの前に練習を行うことが望ましい．その際に椅子の高さや位置を調節する．

② 機器のセットアップを行う．フィルターとシリコンマウスピースの準備を行う．

③ シリコンマウスピースをくわえ安静呼吸をさせる．次にゆっくりと(0.5 L/sec 以下の速度)呼出させ最大呼気を確認後，バルブを切り替え，ゆっくりと最大吸気させる．最大吸気の確認後，バルブを切り替え，呼出を指示し，ゆっくりと最大呼気位まで 0.5 L/sec 以下の一定速度で呼出させる(最大吸気や最大呼気の確認は，あらかじめ，指を立てるなどの合図を決めておくと検査が進めやすくなる)．

④ 再検査測定は数回深呼吸を行った後，閉塞性換気障害がない場合は5分以上間隔をあけて行うことを勧める．また，換気障害がある場合は，さらに長めに時間をあけて測定することを勧める．

採択の基準[8]

① 呼気と吸気はゆっくりと一定の速度(0.5 L/sec 以下)で行われていること(呼気流量が最初の 0.5 L 以降，0.5 L/sec 以下)．

② 吸気肺活量と呼気肺活量の差は5％以下であること．

③ 各測定の VC 差は10％以内であること．なお，ボーラス法も吸気流量を低く抑える必要がある点を除けば，TLC レベルからの呼出手技はレジデントガス法とまったく同じである．

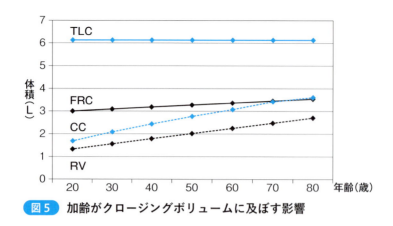

図5 加齢がクロージングボリュームに及ぼす影響

④被検者には3回以上6回以下の検査を実施し，原則として最低3回の容認できるデータをとること．報告値はこの3回のデータの平均値とする．なお，必要に応じて第Ⅲ相の傾斜およびクロージングポイントを手動で決める．

データ結果

末梢気道が狭くなると，気道内外圧の圧変化をきたして呼気時に末梢気道が閉塞しやすくなり，CVの増加が起こる．CVの増加は末梢気道の虚脱性を表し，末梢気道病変が存在するとCVが増加する．末梢気道の閉塞は，生理学的シャントの増大と換気血流比不均等分布の低下から酸素化障害の原因となり，低酸素血症を招く．CVを増加させる因子は，

① 肺と末梢気道両者による末梢気管支周囲圧の増大
② 末梢気道壁と肺コンプライアンスの変化（呼気時の末梢気道の虚脱・閉塞による空気とらえこみ現象による変化など）
③ 末梢気道内腔狭窄
④ 肺サーファクタント（肺胞の虚脱防止）の減少
⑤ 胸腔内圧の圧勾配増大
⑥ 重力による効果（肺気量の不均等分布）
⑦ closing および opening airway pressure の不均等の増大

である．

・喫煙や生理学的変化

CVは，喫煙，大気汚染，加齢，肥満などによって増加することが知られている．たとえば加齢は，肺の弾性収縮圧の低下と末梢気道のコンプライアンスの増加によって，CVを増加させる．CVと年齢は正の相関があり[6]，加齢とともにCVは増加し，動脈血酸素分圧（arterial oxygen tension；PaO_2）の低下の原因となる．CCがFRCをこえ始める年齢を critical age といい，坐位測定において65歳，仰臥位では45歳とされている（図5）．CCがFRCを上回る場合は安静換気時にもクロージング現象が生じる[7]．換気血流比不均等の増大から低酸素血症が発生する．

また，喫煙は末梢気道病変を引き起こすことが知られており，臨床的に異常がなくても，喫煙歴に比例してCVは増加する．その反面，6週間以上禁煙すると，CVは減少することが知られている[2]．肥満や麻酔時はFRCが低下する．安静時において airway closure（tidal air-

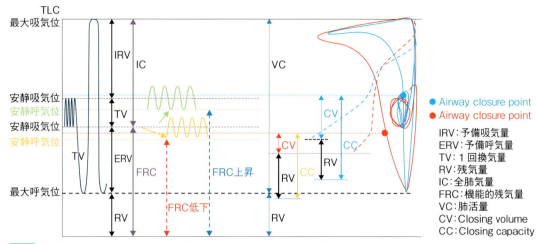

図6 CC（closing capacity）とFRCレベル：airway closure
最大吸気位から徐々に息を呼出し，最初に肺胞が虚脱した時点から，最後まで呼出した時点で肺に残っている量をclosing volume，これに残気量を加えたものをクロージングキャパシティと呼ぶ．機能的残気量（FRC）が低下し，クロージングキャパシティ以下となると，安静呼吸時でも虚脱する肺胞が存在することになる．この場合のairway closure pointを肺気量分画に描画させることでフローボリューム曲線のどの呼出部位で末梢気道が閉塞しているかが確認できる．また，安静呼気位レベルより上になれば安静呼吸時でも虚脱する肺胞が存在することになる．

way closure)が起こりやすくなる．CCがFRCを上回る場合は安静換気時にもクロージング現象が生じる[11]．換気血流比不均等の増大から低酸素血症が発生する．また，肥満の場合には肺気量（特にERV：予備呼気量）の減少に伴い肺底部の末梢気道が閉塞しやすく，この現象が生じやすくなる．このためCCはairway closureが起きる肺気量の推定に有効であり，CC/TLCのほうがCV/VCよりも病態を高感度に反映する．

FRCと直接比較すると，CC/FRCは客観的にtidal airway closureを表し，安静換気レベルとairway closureレベルとの関係がガス交換機能と密接な関係をもっていることを示唆する．座位や立位で問題のない患者が，仰臥位へ体位変換すると容易に低酸素血症が生じる場合がこれである．肥満の程度が増加すれば，座位でもクロージング現象が生じる．胸部X線単純画像ではとらえられない低酸素血症の病態生理学的原因がCVの測定で容易に判明することがある[12]．これらは，酸素化障害を示す指標として用いられている．これを図表化したのが肺気量分画とフローボリューム曲線の重ね合わせである（図6）．

換気分布指数 $\Delta N_2\%$

換気分布指数 $\Delta N_2\%$ は，第Ⅲ相のalveolar plateauの傾き（$\Delta N_2\%$）の上昇で肺内のガスが不均等に分布していることを示している．肺内ガスの不均等分布があると，換気血流比の不均等が起き，拡散障害や換気障害のため酸素化障害の原因となりうると考えられる．また，著しい不均等分布は指標ガスが均一にならないためFRC，一酸化炭素肺拡散能力（diffusing capacity of the lung for carbon monoxide；DLCO）の呼吸機能検査において正確な値が得られなくな

る.

評価法

CV は肺気量に占める割合で評価されるため（CV/VC×100）や（CC/TLC×100）を求め，それぞれの予測値に対して評価する．予測式は，一般的に Buist&Ross の式が用いられる．

CV の予測式（Mansell A[9]，Buist & Ross[10]）

CV/VC

男女 = 26.12 − 1.25 × 年齢[9]　　　　6〜15 歳

男性 = 0.562 + 0.357 × 年齢[10]（±4.15）

　　　　　　　　　　　　　　　16〜85 歳

女性 = 2.812 + 0.293 × 年齢[10]（±4.90）

　　　　　　　　　　　　　　　16〜85 歳

CC/TLC

男性 = 14.878 + 0.496 × 年齢[10]（±4.09）

　　　　　　　　　　　　　　　16〜85 歳

女性 = 14.420 + 0.536 × 年齢[10]（±4.43）

　　　　　　　　　　　　　　　16〜85 歳

この式は予測値と標準偏差（カッコ内）を示す．

年齢から求める予測値＋標準偏差値以上の場合は，末梢気道病変の存在を示唆する．

また，換気分布指数 ΔN_2％の評価には2つの方法がある．

1 Comroe & Fowle[13]の方法

呼出 750 mL と 1,250 mL の N_2 濃度差を求めて評価する．予測式はいくつかあるが，日本人に合致した予測式はない．

ΔN_2 については，数多くの報告があるが，基準値としては，1.0±0.14％（mean±SD）が用いられ，不均等分布が強いほど第Ⅲ相の勾配が急となる．

評価基準は一般的に 1.5％以下を正常値とすることが多い[12].

---

18 〜 38 歳：0.7±0.3％

50 〜 77 歳：1.8±1.1％

---

2 Buist[15]らの方法

呼出初期の 30％を捨てて第Ⅲ相に最も適合する直線を引き，1 L あたりの N_2 濃度差を求め評価する．第Ⅲ相は cardiogenic oscillation が出現するため自動解析では合致しないことがあり，必ず目視で確認する必要性がある．場合によって手動で傾きを調整する．評価基準は Buist らの予測値で評価することが多い．

年齢から求める予測値＋標準偏差値以下が正常範囲となる．

ΔN_2％の予測式（Buist ら）

男性 = 0.01 × 年齢 + 0.710（±0.43）

女性 = 0.009 × 年齢 + 1.036（±0.57）

　　　　　　　　　　　　　　　60 歳未満

女性 = 0.058 × 年齢 − 1.777（±1.30）

　　　　　　　　　　　　　　　60 歳以上

この式は予測値と標準偏差（カッコ内）を示す．

評価は年齢から求める予測値＋標準偏差以上は不均等分布の存在を示している．

60 歳以上の女性では，標準偏差の値が大きく異なるため，バラツキが大きい．

精度管理[16]

VC の測定などは他の項目にも共通する内容であるため，ポイントのみを記載する．

詳細は，各呼吸機能検査装置の保守点検マニュアルを参照する．

① 検査を行う予定のある日には，必ず始業前点

Column ～呼出の速さについて～

National Heart and Lung Institute（NHLI）[17] は，0.5 L/sec 以下で呼出するように勧告している．その場合，0.5 L/sec 以下の低流量でも流量依存性が存在すると呼出流量の違いが生じる．これによって異なる CV 値を測定していることになる．また，第IV相は検査時の呼出流量が airflow limitation に達した肺気量より出現する．この肺気量は，流量依存性があることから肺底部の気道閉塞ではなく気流の流量制限が原因であると考える．実際には，肺内で airway closure と dynamic compression の両者が混在する場合があると考えられる．低流量では前者で，高流量では後者で第IV相に関与していると考えられている [18]．①指示ガス濃度が肺内で不均等に分布すること，②呼気の途中で指示ガス濃度の高い肺内局所からの相対的呼出量が急激に増加すること，③重力の方向に一致して N_2 濃度の勾配があること，および，④呼出途中で下肺野領域からのガスの呼出量が減少することが明らかとなっている．これらのことから一瞬でも早く呼出すると末梢気道の閉塞が起こるため，検査結果に影響を及ぼす可能性がある．

Column ～最大呼出ができない場合～

高齢者など最大呼出ができない場合（肺活量が少ない場合）は，CV，CC ともに少なくなり正確な評価ができない．このような場合は，末梢気道閉塞までの肺容量で評価する．末梢気道閉塞までの肺容量は TLC と CC の差（TLC − CC）である．気道が開存している容積量を示しており，最大呼出ができなくても第III相から第IV相の変化がわかれば評価が可能である．

検として精度の検証を実施する．

② N_2 洗い出し法においては，被検者の代わりに較正用シリンジを用いて吸気および呼気の動作を行うことで，容量とガス濃度の確認を行う．具体的には，シリンジのシャフトを1.5 L の目盛りに合わせフローメータの針を参考に 0.5 L/sec の速さで吸気と呼気を行い，測定された VC が 3.0 L ± 2 %（2.94 L～3.06 L）の範囲内に収まることを確認する．

③ N_2 濃度については，必ずゼロから立ち上がることを確認する．もしゼロでない場合は，リークなど不具合を検討する必要がある．

おわりに

現在，一般的に行われているクロージングボリューム検査（単一呼吸法）について解説した．スパイロメトリー検査で末梢気道病変を検出することは不可能に近いと言われ，末梢気道病変を検出することは気道病変の早期診断治療のために臨床上，最も重要である．末梢気道レベルでの患者の状態を観察するには，クロージングボリューム検査が有用な検査法といえる．

● 参考文献・引用文献

1) 桑平一郎, 他：換気・血流不均等およびクロージングボリューム. 呼吸と循環, **60**（5）：2012.

2) 日本呼吸器学会 肺生理専門委員会 編：臨床呼吸器機能検査 第8版. pp.83-93, メディカルレビュー社, 2016.

3) 宮澤義：クロージングボリューム. 臨床検査, **61**(10)：1184-1192, 2017.

4) 山田久和：Closing volume に関する実験的ならびに臨床的研究. 京都大学結核胸部疾患研究所紀要, **11**(1/2)：1-28, 1978.

5) 加藤幸子, 他：クロージングボリューム測定. 臨床検査, **60**（2）：202-209, 2016.

6) Milic-Emili, J., et al.: Regional distribution of inspired gas in the lung. *J.Appl.Physiol.*, **21**（3）：749-759, 1966.

7) 国枝武義, 他：単一呼出曲線における "phase V" に関する研究. 呼吸と循環, **33**（4）：545-551, 1985.

8) Mansell, A., et al.：Airway closure in children. *J.Appl. Physiol.*, **33**（6）：711-714, 1972.

9) Buist, A.S., et al.：Predicted values for closing volumes using a modified single breath nitrogen test. *Am.Rev. Respir.Dis.*, **107**（5）：744-752, 1973.

10) Milic-emili, J., et al.：Closing volume：a reappraisal(1967-2007). *Eur. J. Appl.Physiol.*, **99**（6）：567-583, 2007.

11) Leblanc, P., et al.：Effects of age and body position on "airway closure" in man. *J.Appl.Physiol.*, **28**（4）：448-451, 1970.

12) Barlett, H.L., et al.：Body composition and the expiratory reserve volume in lean and obese men and women. *Int. J.Obesity.*, **7**（4）：339-343, 1982.

13) Comroe, J.H., et al.：Lung function studies. VI. Detection of uneven alveolar ventilation during a single breath of oxygen. *Am.J.Med.*, **10**（4）：408-413, 1951.

14) 白石透：フローボリューム曲線／クロージングボリューム／肺内ガス分布検査. *Medical Technolgy*, **21**（1）：35-42, 1993.

15) Buist, A.S., et al.：Quantitative analysis of the alveolar plateau in the diagnosis of early airway obstruction. *Am. Rev. Respir. Dis.*, **108**（5）：1078-1087, 1973.

16) 日本呼吸器学会 肺生理専門委員会 呼吸機能検査ハンドブック作成委員会 編：呼吸機能検査ハンドブック. pp.36-40, 日本呼吸器学会, 2021.

17) NHLI：Suggested Standard Procedures for Closing Volume Determination. Nitrogen Method, July, 1973.

18) 和田晋一, 他：クロージング・ボリュウム検査における流量依存性の検討. 日本臨床検査自動化学会会誌, **19**（1）：19-22, 1994.

3章 スムーズな検査の実践へ ——押さえておきたい呼吸機能検査技術と理論・原理

得意になれる！ オシロメトリー

▶ 藤澤　義久

POINT
- オシロメトリーは非侵襲的かつ安静換気で被検者の努力を要せずに測定可能で，広く臨床にも応用されてきている．
- 呼吸器系の抵抗・弾性・慣性などの因子について評価できる．
- モストグラフは3Dカラー表示で視覚的にわかりやすい．

はじめに

現在，呼吸機能検査はスパイロメトリー検査が基本かつ標準検査であるが，被検者の状態，努力や理解力の程度により，結果が大きく異なってしまう．一方で，オシロメトリーは，安静呼吸で呼吸機能を測定できるため，小児や高齢者，重度の呼吸器疾患患者にも負担が少なく検査が行える利点がある．2012年の診療報酬改定にて，広域周波オシレーション法で保険診療報酬として反映され，幅広く普及してきた．

しかしながら，検査の測定方法や検査結果をどのように評価すればよいのか，判断に迷うことがある．本稿では，オシロメトリーにおける測定法の概要と測定について解説を加える．

測定の名称

2021年に日本呼吸器学会から出版された「呼吸機能検査ハンドブック」[1)]によれば，オシロメトリーは強制オシレーション法(forced oscillation technique；FOT)，またはオシレーション法と呼ばれてきたが，近年の学術的な議論の場合では，オシロメトリーが国際的な標準名称になりつつある．わが国においては保険点数上では「広域周波オシレーション法」を用いている．本稿でもオシロメトリー，広域周波オシレーション法の名称を用いる．

換気力学の3要素と指標

呼吸運動に伴う気道，肺組織，胸郭系の力学的特性には物理的特性が作用し，気流は圧力の高いほうから低いほうに移動する性質がある．安静吸気時は，横隔膜や外肋間筋などの呼吸筋が収縮し，胸郭および肺が拡張する．それに伴い胸腔内圧は陰圧になり，空気が肺内に流入する．反対に安静呼気時には吸気筋の収縮が解除され，肺胸郭系は弾性収縮力により元の状態に戻るため，肺内の気圧が上昇し肺外に向け気流が生じる．このように肺と胸郭系の運動を測る際には換気力学の3要素，圧力(pressure)，気流量(flow)，換気量(volume)の測定が行われ，(粘性)抵抗，弾性，慣性などの物理的特性に

得意になれる！ オシロメトリー **111**

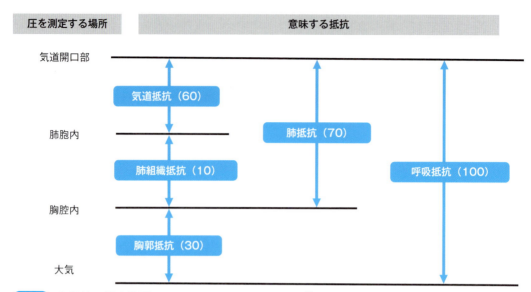

図1 各抵抗の測定範囲（日本臨床衛生検査技師会；2016[2]）より引用）

（ ）内の数字は，呼吸抵抗を100％とした時に各抵抗の占める割合を表す．

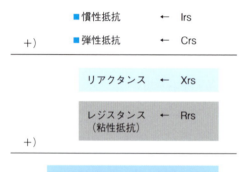

図2 呼吸抵抗（インピーダンス）の構成要素

（チェスト；総合呼吸抵抗測定装置 MostGraph-01 説明資料[3]）より引用）

よって表現される．

呼吸を行う際に，呼吸筋によって圧力の差が生まれ，肺と気道のなかをある気流量（$\dot{V}$）をもって空気が流れる．その流れを阻止する空気と気道壁の間に働く力が，抵抗（R）となる．気流量（$\dot{V}$）は気道の抵抗と気道両端の圧較差（ΔP）によって決まる．この間にはP＝R×$\dot{V}$の関係がある．測定する圧較差（ΔP）と気流量（$\dot{V}$）との比（$\Delta P/\dot{V}$）をインピーダンス（Z）とよぶ．

肺においては，圧力の差（ΔP）をどの部分で測るかによって抵抗の名称が変わる．気道抵抗（Raw）は口腔（気道開口部）と肺胞の間の気流に対する気道の抵抗である．肺抵抗（RL）は，気道抵抗（Raw）に肺の細胞や組織間の摩擦など，肺組織抵抗（Rti）が加わった抵抗である．呼吸抵抗（Rrs）は気道抵抗（Raw），肺組織抵抗（Rti），胸郭抵抗（Rcw）のすべての抵抗で，呼吸器系全体の抵抗を意味する（図1）[2]．

呼吸抵抗（Rrs）はオシロメトリーにより測定される．オシロメトリーで求めたインピーダンス（Z）は呼吸インピーダンス（Zrs）と表記され，粘性抵抗（Rrs）と弾性および慣性抵抗〔両者の和を呼吸リアクタンス（Xrs）とよぶ〕からなる（図2）[3]．

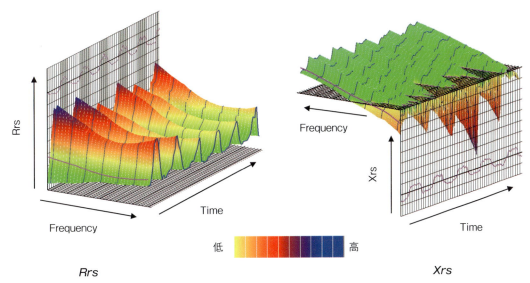

図3 3Dカラーグラフィック（チェスト；総合呼吸抵抗測定装置 MostGraph-01 説明資料[3] より引用）

オシロメトリー測定

1　測定原理

電気工学的に発生させた正弦波，パルス波，雑音波を開口部から被検者の口腔内方向に加え，生じる気流と口腔内圧を測定する．正弦波は単一周波数の波であるが，パルス波，雑音波は広域周波数の波であるため，1回の測定で周波数を分解し，各正弦波の周波数ごとに情報を得ることができる．

この広域周波のオシレーションを採用した測定機器は，MostGraph（チェスト）とMaster-Screen IOS（フクダ産業）の2種類がある．以下はMostGraph-01を中心に説明をする．

広域周波数を含むパルス波には，三角波に似たハニング波が採用され，信号波形から呼吸自体のノイズを除去し，ほぼリアルタイムに呼吸抵抗（Rrs）および呼吸リアクタンス（Xrs）を時系列に並べ，それぞれの周波数特性に時間軸を加えた3D表示が可能となっている．RrsやXrsの値を色で表現し等高線地図のようにカラー表示し，グラデーションがつけられている．Rrs値が1.0 cm H$_2$O/L/sで緑，3.0 cm H$_2$O/L/sで黄色，5.0 cm H$_2$O/L/sで赤，それ以上は紫，青，黒の変化で表現される（図3）[3]．

2　測定機器の準備

測定機器の電源を入れ，15分以上ウォームアップ時間をとる（機械的な安定のため）．

1）フローセンサーキャリブレーション

・フローセンサーキャリブレーションは1日1回，検査前に行う．
・シリンジのホースをヘッドに接続する．
・「スタート（フロー）」ボタンを押しキャリブレーションを開始する．
・ゼロレベル検出後，測定が自動終了するまでシリンジを1.0 L/s付近の速さで往復させる．
・キャリブレーションが終了し，吸気，呼気の判定がOKの場合は保存ボタンを押す．
・判定がNGの場合は，再度キャリブレーションを行う．

2）抵抗キャリブレーション

・抵抗キャリブレーションは1日1回，検査前

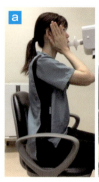 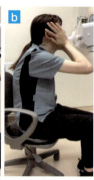 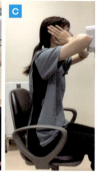

図4 検査姿勢
a：正しい検査姿勢．椅子にしっかりと腰を掛け，背筋はまっすぐに伸ばし，余分な力が入っていない．
b：悪い例．椅子に浅く腰掛け，猫背になり顎が上がっている．喉や胸が圧迫されている．
c：悪い例．姿勢は良好だが，腕に余分な力が入り脇が広がり，肘が上がってしまっている．

に行う．
・抵抗管をヘッドに接続する．
・「スタート（抵抗）」ボタンを押し，キャリブレーションを開始する．
・ゼロレベル検出後，測定が自動開始される．
・キャリブレーションが自動終了し，判定がOKの場合は保存ボタンを押す．
・判定がNGの場合は，再度キャリブレーションを行う．

3) 測定の進め方と注意点

まず，被検者の体格に合わせて高さを調整した椅子に，頭を垂直にして背筋を伸ばして座ってもらう．余分な力を入れないよう，楽な姿勢でと声をかける．その後，装置の呼吸口にマウスピースを装着し，被検者の姿勢を変えずにくわえられる高さに調節する．前屈姿勢などで喉や胸を圧迫しないようにする（図4-a，b）．

フィルター部分に息がかからないように被検者の口元から遠ざけ，測定画面の測定準備ボタンを押し，ゼロレベルの調整を行う．

「ゼロレベル検出中」から「呼吸を始めて下さい」にメッセージが変わったら，被検者にマウスピースをくわえてもらい安静呼吸をするように促す．この時，舌でマウスピースを塞がないように注意し，長さの半分程度の位置までくわえてもらう．浅くくわえると息漏れの原因と

なったり，死腔量が増えたりして，リアクタンスに影響する．

シリコンのマウスピースは，くわえる際に空気の通り道が狭くなるため，紙製マウスピースやフィルター一体型のプラスチック製のマウスピースを使用する．

頬の弾性にオシレーション波の振動が吸収され，下気道の抵抗が反映されない場合があるため，両手で頬を押さえてもらいノーズクリップを装着する．押さえ方としては，手のひら全体を自然に頬に添える状態で行う．腕に力を入れすぎず，脇を締めすぎたり広げたりしない（図4-a，c）．頬押さえの有無や頬押さえに伴う上肢の挙上は測定結果に影響するため，注意が必要である[4,5]．

鼻や口から息が漏れていないか，安静呼吸ができているかを測定上の画面などで確認し，安静換気を検出したことを示すメッセージが表示されたら，測定開始ボタンを押す．測定中は息漏れがないか，安静換気が行われているかを常に確認する．

呼吸の速さ，不規則な呼吸などが測定値に大きく影響を与える．被検者にはリラックスした状態で安静呼気位（FRCレベル）での安静換気を行うように促す．測定は設定に従い自動終了する．

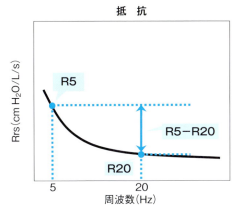 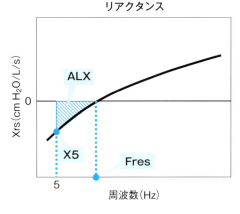

図5 おもな結果の指標（2Dグラフ）（チェスト；総合呼吸抵抗測定装置 MostGraph-01 説明資料[3] より引用）

3〜5回測定を行い再現性を確認する．欧州呼吸器学会（European Respiratory Society：ERS）のガイドライン[6]では，3〜5回技術的に許容可能な測定がされなければならないとされており，1回だけの測定で終わるのではなく，再現性の確認は必須である．

4 測定結果の採択

安静呼吸の波形にはばらつきが生じるため，安静呼吸の客観性指標としてコヒーレンスを確認する．コヒーレンスとは，呼吸のフロー信号を数値化し安静呼吸の再現性を評価する指標である．コヒーレンスを高めるほど安定した安静呼吸の抽出ができる．モストグラフの測定においてコヒーレンスのカットオフ値は 0.7 が妥当である[7]．

安定した安静呼吸ができており，アーチファクトが混入していない結果で，複数回測定した呼吸インピーダンス値に再現性があることを確認する．

これらの測定値より呼吸抵抗（Rrs）のもっとも低い値を採択する．これは息漏れがない限り，抵抗値を低くすることができないと考えるためである．

5 おもな結果の指標（図5）[3]

一般的に呼吸抵抗（Rrs）の代表的な値は，振動数 5 Hz における抵抗値（R5）がよく用いられる．R5 は気管支喘息および慢性閉塞性肺疾患（chronic obstructive pulmonary disease；COPD）において1秒量と中等度に相関し，気道径を反映する代表的な指標である．

また，振動数 20 Hz における抵抗（R20）との差（R5−R20）は周波数依存性の指標として用いられ，肺の換気不均等を反映する．しかし，測定時に頬押さえなどがうまくできていない場合，上気道によるオシレーション波の減衰（上気道シャント）を減らすことができない．上気

	Ave	Ex	In	Ex−In
R5	1.66	1.74	1.59	0.15
R20	1.91	1.96	1.85	0.11
R5−R20	−0.25	−0.22	−0.26	0.04
X5	−0.18	−0.16	−0.20	0.04
Fres	5.98	5.81	6.16	−0.35
ALX	0.60	0.56	0.63	−0.07
X5'	−0.31	−0.29	−0.33	0.04
Fres'	7.28	7.07	7.50	−0.43
ALX'	1.02	0.93	1.10	−0.17
VT	0.41	0.40	0.41	−0.01

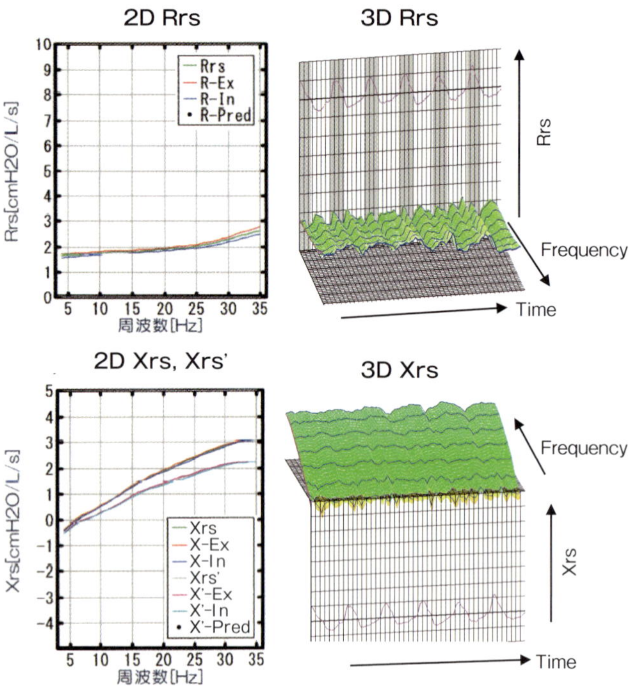

図6 健常者

27歳，女性，164 cm，50 kg.
・周波数により Rrs はほとんど変化せず，周波数依存性はなし．
・Xrs は低周波でごくわずかに陰性を示す．
R5：振動数 5 Hz における抵抗値，R20：振動数 20 Hz における抵抗値，R5−R20：R5 と R20 との差，X5：5 Hz のリアクタンス，Fres：共振周波数，ALX：低周波面積，X5'，Fres'，ALX'：マウスピースとフィルター内の空気の影響を除いた値，VT：1回換気量，Ave（平均），Ex（呼気），In（吸気），Ex−In（呼気と吸気の差）．

道シャントの影響は周波数依存性があり高周波でより大きいとされ，R5 に比べ R20 が低下し，R5−R20 が高値となる[4]．

呼吸リアクタンス（Xrs）は，呼吸器系の弾性や気道内の慣性であり，肺の実質や気道の異常を反映する．Xrs は周波数依存的な特性を有し，低周波で陰性，高周波で陽性の値となる．

Xrs＝0となる周波数を共振周波数（Fres）とよび，低周波 5 Hz における Xrs 値（X5）と Fres が用いられる．また，5 Hz から Fres までの陰性側の面積は低周波面積（ALX）とよばれる．Fres は周波数特性の指標となっており，全体的に周波数が高い方向にシフトする場合，Fres が高くなり，X5 が陰性側にシフトし，ALX は大きくなる．X5'，Fres'，ALX' はマウスピースとフィルター内の空気の影響を除いた値となる．

6 結果の解釈

Rrs では，周波数依存性の有無，呼吸周期依存性の評価が重要視されている．健常者では呼吸周期や周波数の変化において変動が少なく，周波数の依存性はない．また Xrs の変化は小さい（図6）．

小児健常者の場合は，生理的に周波数依存性が生じ，Xrs は陰性方向にシフトし Fres が高くなる（図7）．これは上気道の柔軟性がおもな原因であり，また肺のサイズが小さく気道内の空

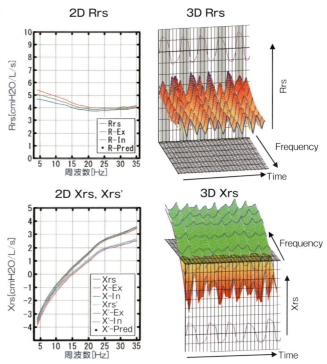

図7 小児健常者

9歳，男性，135 cm，34 kg．
・生理的に周波数依存性が生じる．
・Xrsは陰性方向にシフトし，Fresが高くなる．

気量が少ないため，慣性が小さくなることが関与していると考えられる．

典型的なCOPDでは，R5を代表とする低周波領域がR20などの高周波より高値となる周波数依存性を示し，吸気と呼気の差が大きい．また，Xrsは低周波（X5）で陰性方向にシフトしFresが高くなる（図8）．

一方，気管支喘息では，Rrsは症状に応じて全体的に高値となり，周波数依存性は目立たない．XrsはCOPDほどには低下しないが，重症化するにつれ低周波（X5）で陰性方向にシフトし，Fresが高くなる（図9，10）．

近年，気管支拡張薬反応性検査でオシロメトリーが有用な検査として用いられている．スパイロメトリーで改善の変化が認められない場合でも，RrsやXrsで反応を知ることができる．「呼吸機能検査ハンドブック」[1]には，「欧州呼吸器学会（ERS）特別委員会での報告で，R5の40％減少，X5の50％増加，ALXの80％減少をオシロメトリーによる陽性閾値として推奨している」と明記されている．

肺線維症では，Rrsは変動が少なく，周波数の依存性はない．一方，Xrsは低周波（X5）で陰性方向にシフトし，Fresもやや高くなる．肺線維症では弾性力が増加する．弾性力の変化は周波数に反比例するため，周波数が大きくなるほど影響は少なくなる．したがって，X5の値は陰性側にシフトしてもFresの変化は小さいと考えられる（図11）．

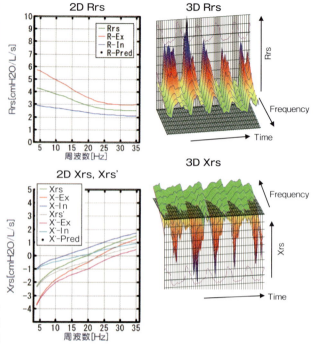

	Ave	Ex	In	Ex−In
R5	4.26	5.63	2.88	2.75
R20	2.95	3.53	2.37	1.16
R5−R20	1.31	2.10	0.51	1.59
X5	−1.95	−3.17	−0.74	−2.43
Fres	17.98	23.43	12.53	10.90
ALX	16.43	29.13	3.74	25.39
X5'	−2.06	−3.28	−0.84	−2.44
Fres'	23.04	28.64	17.44	11.20
ALX'	21.39	36.69	6.10	30.59
VT	0.73	0.70	0.76	−0.06

図8　慢性閉塞性肺疾患（COPD）

80歳，男性，154.7 cm，49.1 kg．
喫煙歴15本/日×57年．

・R5の低周波領域がR20などの高周波より高値となり，周波数依存性を示す．吸気と呼気の差が大きい．
・Xrsは低周波領域（X5）で陰性方向にシフトし，Fresが高値を示す．

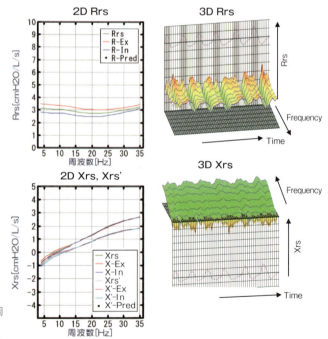

	Ave	Ex	In	Ex−In
R5	3.14	3.46	2.81	0.65
R20	2.77	3.04	2.50	0.54
R5−R20	0.37	0.42	0.31	0.11
X5	−0.59	−0.45	−0.73	0.28
Fres	8.46	7.83	9.10	−1.27
ALX	2.11	1.50	2.72	−1.22
X5'	−0.72	−0.58	−0.86	0.28
Fres'	10.84	9.98	11.71	−1.73
ALX'	3.16	2.35	3.98	−1.63
VT	0.52	0.55	0.49	0.06

図9　軽症の気管支喘息

69歳，女性，148.6 cm，44.0 kg．
喫煙歴なし．

・Rrsは全体的に高値を示すが，周波数依存性は目立たない．
・Xrsは低周波領域（X5）でわずかに陰性側にシフトしている．著明な低下はみられない．

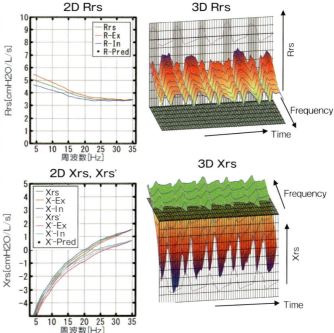

	Ave	Ex	In	Ex−In
R5	4.97	5.37	4.58	0.79
R20	3.63	3.79	3.47	0.32
R5−R20	1.34	1.58	1.11	0.47
X5	−4.62	−4.90	−4.34	−0.56
Fres	21.03	21.94	20.12	1.82
ALX	36.19	39.77	32.61	7.16
X5'	−4.75	−5.03	−4.47	−0.56
Fres'	25.18	26.46	23.90	2.56
ALX'	42.73	46.88	38.58	8.30
VT	0.83	0.73	0.93	−0.20

図10　重症の気管支喘息

60歳，女性，160.7 cm，54.5 kg．喫煙歴なし．
・Rrs は全体的に高値を示す．
・Xrs は低周波領域（X5）で著明な低下がみられ，Fres が高値を示す．

7　レポート報告の注意点

　被検者の呼吸の仕方により，測定値がばらつき再現性が得られない場合がある．振動波によって息をすることが苦しくなり，呼吸が安定しなくなるケースが多い．その場合，コメント欄に検査の状態を記載し，臨床側に伝えることが重要である．

　なお，現在 MostGraph で測定される呼吸抵抗および呼吸リアクタンスの各指標については，正常予測式，正常値が存在しない．報告書には数値，2D グラフ，カラー 3D グラフィックを使用し，周波数依存性など各疾患の特徴的な波形を検査の状態と併せて報告している．今後，正常予測式，正常値などの報告が待たれる．

おわりに

　オシロメトリーは，正しく測定できれば多くの情報を提供できる検査である．正常予測式，正常値などの問題はまだ残されているが，被検者の負担が少なく安静呼吸で行える検査であり，スパイロメトリーがうまく行えない小児や高齢者，また重度の呼吸器疾患患者にも負担が少なく検査が行える利点がある．測定自体も数回練習すれば，簡単に行うことはできる．しかし，被検者の状態，測定時の状況などで数値が変わる場合もあり，検査を十分理解し，測定結果の判断ができなければ正しい検査結果を導くことができない．正しい検査結果を報告するには，常に疑問をもち，解決策を考え，被検者ごとに工夫を行うことが，第一歩になると考える．

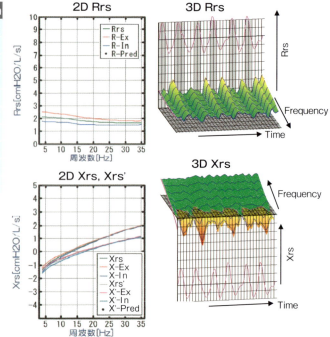

	Ave	Ex	In	Ex−In
R5	2.11	2.49	1.73	0.76
R20	1.73	1.98	1.49	0.49
R5−R20	0.38	0.51	0.24	0.27
X5	−1.07	−0.92	−1.22	−0.30
Fres	12.88	12.27	13.48	−1.21
ALX	5.68	4.63	6.73	−2.10
X5'	−1.20	−1.06	−1.34	0.28
Fres'	16.69	15.95	17.44	−1.49
ALX'	8.22	6.94	9.51	−2.57
VT	0.68	0.69	0.66	0.03

図11　肺線維症

78歳，女性，161 cm，45.8 kg．喫煙歴20本/日×35年．
・Rrs はほとんど変化せず，周波数依存性はなし．
・Xrs は低周波領域（X5）で低下がみられ，Fres がやや高値を示す．

● 参考文献・引用文献

1) 日本呼吸器学会 肺生理専門委員会 呼吸機能検査ハンドブック作成委員会 編：呼吸機能検査ハンドブック．日本呼吸器学会，2021．
2) 日本臨床衛生検査技師会 監：呼吸機能検査技術教本．じほう，2016．
3) チェスト：総合呼吸抵抗測定装置 MostGraph-01 説明資料．
4) 中村俊紀，他：強制オシレーション法の測定方法による測定値への影響．アレルギー．63（1）：45-51，2014．
5) Uchida, A., et al.：Influence of cheek support on respiratory impedance measured by forced oscillation technique. *Springerplus.*, 2：342, 2013.
6) Oostveen, E., et al.：The forced oscillation technique in clinical practice：methodology, recommendations and future developments. *Eur. Respir. J.*, 22（6）：1026-1041, 2003.
7) 矢川綾子，他：モストグラフ測定時のコヒーレンスに関する検証．昭和学士会誌，75（6）：641-646，2015．

睡眠時無呼吸検査

> 情野　千文

POINT

- 簡易型睡眠時無呼吸検査（以下，簡易検査）の意義（PSGが必要な睡眠呼吸障害患者のピックアップ）を理解し，検査にあたる．
- 簡易検査は患者自身が機器を自宅で装着して測定するため，センサーの装着の良し悪しが結果に大きく影響する．
- 確実な装着のためには事前の装着説明が重要．写真を取り入れた見やすいマニュアルを用いてわかりやすく説明する．
- PSGは1泊入院で行う精密検査である．再検査は容易ではない点を考慮し，できるだけセンサーが脱落しないような装着や患者説明と同意が必要である．

はじめに

睡眠時無呼吸症候群（sleep apnea syndrome；SAS）の検査はまず簡易型の機器でスクリーニングを行い，SAS疑い症例に対し確定診断のため終夜睡眠ポリグラフ検査（PSG）を行うのがスタンダードである．

簡易検査は機器を患者に貸し出し，患者が自身で取り付け検査する．解析はPCおよび解析ソフトがあれば容易であり，導入している施設は多い．それに対しPSGはデータの取得と解析のために大がかりな装置・熟練した検査技師・膨大な時間を要するため，どの施設でも容易にできるものではないが，SASを中心とした診療には必須の検査である．

自施設で簡易検査とPSGが実施可能な場合はよいが，PSGが実施できない場合は検査可能な医療機関に紹介する．多くはPSGを経て確定診断後，実際の治療と管理を行う医療機関（かかりつけ医など）を選定し，治療開始となる．このようにSASの検査〜診断〜治療には，医療機関間の連携が重要となる．

本稿ではおもにSAS診断の第一段階となる簡易検査について，当院で行っている手順，精度が上がる装着の工夫，関連する問題点や対処法，精密検査であるPSGの概要を紹介する．

測定原理・方法

1 簡易検査

簡易モニター（口鼻気流，いびきセンサーおよびパルスオキシメータ）を装着し，呼吸の変動と酸素飽和度（SpO_2）の変化より，無呼吸や低呼吸を推測する．簡易モニターは患者自身（または患者家族）が就寝前に自宅で装着するため，センサーの装着の良し悪しが結果に大きく影響

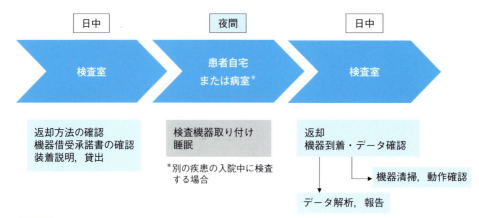

図1 簡易検査の流れ

する．事前の装着説明は確実な装着のために重要となる．検査説明時は装着の順序を示した簡潔なマニュアルを作成し，これに従って装着するように指導する．

簡易検査では典型的な重症の閉塞性睡眠時無呼吸症候群（obstructive sleep apnea syndorome；OSA または OSAS）は診断可能であるが，脳波を測定しないため，中枢性や混合性のSAS や，それ以外の睡眠関連障害の除外診断はできない．

2 PSG

簡易検査で行う口鼻気流，血中酸素飽和度，いびきの記録に加え，脳波，心電図，眼球運動および筋電図，胸部腹部の動き，体位なども観測し，総合的な睡眠呼吸障害の診断をするための検査である．1泊2日の入院で行い，電極やセンサーの装着は医療者が行う．

PSG ではすべての病型のSAS，周期性四肢運動障害，睡眠時随伴症などの睡眠障害の詳細な診断が可能である．

簡易検査の流れ

大まかな流れを図1に示す．

簡易検査の測定機器

当検査室では2023年までチェストのAPNO-MONITOR mini（以下，アプノモニター）を使用していた（図2-a）．センサーは口鼻気流（温度センサー），いびき，SpO_2の3種類である．機器本体は腕にバンドで取り付ける．

2023年からはフクダ電子のパルスリープLS-140（以下，パルスリープ）を使用している（図2-b）．この機種のセンサーは口鼻気流（圧センサー），SpO_2の2種類である．

簡易検査の測定機器準備

精度のよい検査記録を得るため，検査室では以下を管理する必要がある．

・測定機器およびセンサーの動作確認，各センサーの接続および設定確認
・各センサー，消耗品の在庫管理の徹底

機器は動作確認されていない状態や未清掃の状態で貸し出してはいけない．検査前に点検整備済みで使用可能な状態としておく必要がある．

当検査室では機器返却された時に以下の手順で確認している（アプノモニター：★，パルス

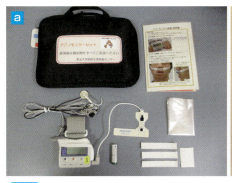
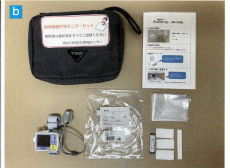

図2 簡易検査の測定機器
　　a：APNOMONITOR mini（チェスト）．
　　b：パルスリープ LS-140（フクダ電子）．

リープ：☆）．

① 貸出物（機器本体，装着ケース，貸出バッグ，センサー類，説明書）がすべて揃って返却されたか確認する（★，☆）．
② 機器の外観を観察し，異常な点（破損・汚損など）がないか確認する（★，☆）．
③ データをPCに取り込み，記録が得られているか確認する．
　測定波形をチェックし，記録状況不良の場合は原因が装着不良なのか，センサーの不具合なのかを判断する（★，☆）．
④ 貸出バッグと患者用説明書（ラミネート）を点検し，破損・汚損がないか，バッグの中に使用後のゴミなどが入っていないか確認し，清掃する（★，☆）．
⑤ 機器本体とセンサーを清掃し，各センサーの動作確認を行う．感知不良の場合はセンサーを交換する（★，☆は記録不良時のみ動作確認を行う）．

以上の確認した項目は機器保守管理作業日誌（図3-a）に確認済みの旨を記載し，機器本体と一緒に貸出機器管理棚に収納，保管する（図3-b，c）．

簡易検査前の注意点

1) マニキュアやジェルネイル

SpO_2記録は爪に波長の異なる2種類の光を当て，吸収されずに通り抜けた光を測定・分析して得られる．ネイルが付いていると光が透過できず正しい記録が得られないため，検査時は除去する必要がある．特にジェルネイルは院内や自宅で簡単に除去できないため，検査予約日までに除去してもらうようあらかじめ外来で十分な説明が必要である．

2) 夜間に酸素マスク（カニューラ）を使用している場合

酸素マスクは口鼻気流センサーと同時に装着できない．依頼医に連絡し，検査時に酸素マスク使用を休止するか否かを確認する．休止できない場合はSpO_2センサー記録のみで検査を実施する場合もある．いずれも依頼医に検査目的や酸素マスク休止のリスクについて確認することが重要である．

また，依頼医からの指示に従い，口腔内装置（OA），持続陽圧呼吸療法装置（CPAP）などを装着して検査を行うこともある．

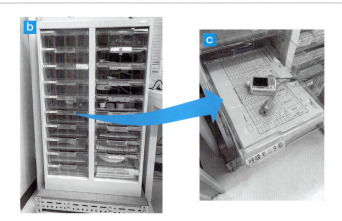

図3 機器の保守管理
a：機器保守管理作業日誌．
b：貸出機器管理棚（外観）．左側の1列が簡易検査用．使ったら1段下に「次」の目印を移動させ，均等に使えるよう工夫している．
c：貸出機器管理棚（引き出し内）．引き出し内に機器1台と機器保守管理作業日誌を格納している．

3) **睡眠薬や精神安定剤**

　検査中に服用してもよいかどうかは依頼医に確認し，検査技師が勝手に判断しない．

その他の禁忌

以下の場合は依頼医に連絡する．
・睡眠時間が極端に短い患者（ショートスリーパー）

極端に短い検査時間では評価が困難なため検査自体を行うかどうか要確認.

・感染症罹患中の患者
機器が汚染される可能性があるため,貸出できない.感染症治癒後に検査をオーダーしてもらう.

・検査に非協力的な患者
機器やセンサー類を破損するおそれがある場合や,機器返却が滞るおそれがある場合は貸出できない.

簡易検査の実際,測定法と工夫・コツ

簡易検査は,検査室で聞いた説明通りの装着を自宅でいかに再現できるかが肝要となる.このため,患者の理解度に合った説明を心がける.付き添い者がいれば,一緒に説明を聞いてもらうとよい.また,自力で装着困難な患者の場合は実際に装着対応する家族のみが説明を聞き,患者は検査説明自体に同席しなくてもよい.

1 検査の目的・概要説明

例:「この検査は睡眠時の呼吸状態と酸素飽和度を記録するものです.就寝前,ご自身(もしくはご家族)がセンサーを装着し,電源を入れて寝ます.翌朝取り外します.機器は翌日(または翌日発送で)検査室に返却してください」

2 装着説明

検査室自作の説明書に沿って,機器やセンサーの現物を見せながら説明する.説明書は成人用と小児用の2種類を準備している.小児はおもに就寝後に装着し測定するが,どうしても口鼻気流センサーの装着が難しい場合はSpO_2センサーのみの装着でもよいとしている.

1)アプノモニター

(1)機器本体の装着

機器を利き手と反対側の腕に取り付ける.顔周りのセンサー2本は衣服の袖の中を通し,襟元から出して付ける(図4-a).衣服の中を通さず線が外側に出たまま装着すると,寝返りなどで外れてしまうおそれがある.どうしても衣服の中を通すことが難しい場合,テープで衣服の袖部分に貼る.

(2)口鼻気流センサーの装着

感染対策のため説明時に実際の装着練習は行わず,マネキンに口鼻気流センサーといびきセンサーを取り付けたモデルを作成し,説明に使用する.

口鼻気流センサーは呼吸の温度変化をとらえて記録する.鼻下の位置に装着するが,センサー先端が肌に触れると気流の温度変化をとらえられず記録不良となるため,当検査室では鼻センサーを外側に曲げて装着するよう指導している.このようにすると鼻の穴周りにセンサー先端が触れないため,患者もくすぐったくない.しかし,きちんと鼻息が当たらないと記録が取れないので,鼻からあまり離さず付ける.線を両耳にかけたら首のスライダーを調節し,線の上から布テープで外れないように止める.その後,口センサー先端が唇に触れないよう,かつ唇から遠くならないように位置を調節する(図4-b).

(3)いびきセンサーの装着

喉仏の左右どちらかの比較的平らな面に装着する.触れながら「アー」と声を出し,震えるところに装着するとよい(図4-b).テープをあらかじめセンサーに貼っておく.

(4)SpO_2センサーの装着

SpO_2センサーには,専用のラップシールをあ

睡眠時無呼吸検査 **125**

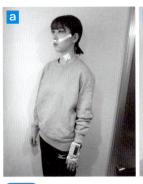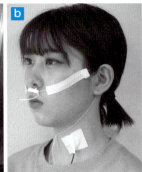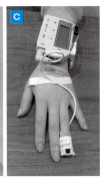

図4 アプノモニターの装着例
a：全体.
b：口鼻気流センサーといびきセンサーの装着例.
c：SpO_2 センサーを装着した指.

らかじめ付けておく．ラップシールの剥離紙をはがし，粘着面をまず爪のガイドに合わせて爪に貼る．そのまま残りのシールを指の腹→指に巻き付けると指サック状になる（図4-c）．

測定中にセンサーの浮きやぐらつきが生じるとアーチファクトを生じやすいので，センサーは密着させて貼ることが大切だが，シールを強く巻き付け過ぎると指の血流を妨げ，低温熱傷などの健康被害が発生するので注意が必要である．

測定する指は，①爪の表面積が大きいこと，②爪の色が普通であること，③機器の電源を入れる練習の際にSpO_2がきちんと測れた指であることなどを考慮するとよい．単体パルスオキシメータで測った値と近いことも指選択の参考になる．説明の時に装着する指を決めておくと，検査時に迷うことなくスムーズに装着できる．

2）パルスリープ

(1)機器本体の装着

機器を利き手と反対側の腕に取り付け，顔周りのカニューラは衣服の袖の中を通し襟元から出して付ける（図5-a）．

(2)カニューラ（鼻息センサー）の装着

プレッシャーセンサーとも呼ばれ，呼吸時の圧変化をみるセンサーである．突起部分をきちんと鼻腔に差し込んで鼻下の位置に装着し，カニューラチューブを両耳にかけたら首のスライダーを調節し，カニューラチューブの上から布テープで外れないように顔面に貼る（図5-b）．

(3) SpO_2 センサーの装着

SpO_2センサーには，専用の指キャップをあらかじめ装着しておく．指キャップにある爪のイラストが爪側となるように指を挿入する（図5-c）．その際指キャップから指が出るまで差し込みすぎると記録が得られない．装着練習時に指キャップのサイズが合わなかった場合は指キャップを外し，赤外線発光部と受光部が爪を挟んで向き合うようにテープで留めることを指導する．測定指の選択や諸注意はアプノモニターと同様である．

3 装着が終わったら

・機器の電源を入れ，就寝するよう説明する．その後，実際に電源の入れ方を練習してもらう．

・普段の睡眠時間を聞き取り，検査精度を高め

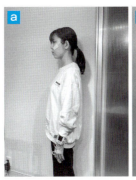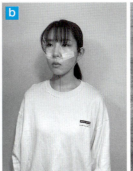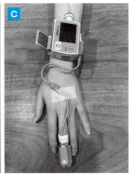

図5 パルスリープの装着例
a：全体．
b：鼻息センサーの装着例．
c：SpO₂センサーを装着した指．

るため，検査当日はなるべく長く睡眠をとるよう説明する．当検査室では成人で6時間以上は寝るよう指導している．

4 アンケートの記載

1）成人用問診票

当検査室では，心疾患や脳血管障害を把握するための既往歴や自覚症状の有無を記載する欄と，日本語版エプワース眠気尺度（Japanese version of the Epworth sleepiness scale；JESS）を併記した問診票を作成している．JESSは8項目の状況下での眠気の度合いを尋ねるもので，4段階の選択肢に0～3点を割り当てて点数化する．8項目の合計で11点以上を"日中の過度の眠気あり"と評価する（図6-a）．

2）小児用問診票

小児患者の場合，小児睡眠呼吸障害QOL評価質問表（OSA-18 日本語版）を用いている．OSA-18は保護者が観察した患児の状況（14項目）と，患児の状況により保護者が受ける影響（4項目）につき，それぞれ1～7点を割り当てて点数化する．18項目の合計で60点を超えたら，OSAを強く疑う．手術前後の評価に関連がある（30点以下に改善）（図6-b）[4]．

再検査のポイント

返却された機器はデータを確認し，以下の基準で再検査を判断する（成人・小児共通）．

1 記録がない，あってもノイズが多いなど記録不良で解析不能な場合

表1に各センサーの記録状態と対応を示す．

2 記録時間が短い場合

記録は睡眠状態が4時間以上（成人），3時間以上（小児）得られていることが望ましい．標準の記録時間（6時間以上）の50％未満だった場合，依頼医に記録時間，記録された範囲内での無呼吸（apnea）の有無などを報告し，再検査の要否を指示してもらう．イベントが明瞭に記録できている場合は記録時間が短くても再検査は不要とする．

結果の解析・評価・判定

1 全体グラフを表示し，解析不要な範囲を除外する

除外しないとその部分も解析時間に含まれ，過小評価となる．解析条件を確認し，自動解析

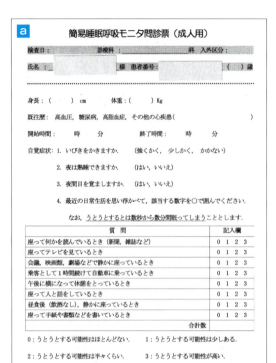
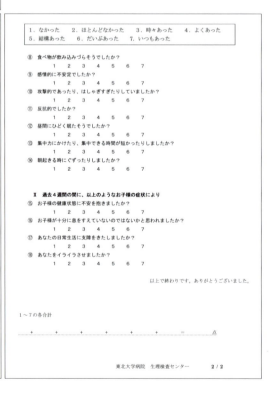

図6 簡易睡眠呼吸モニタ問診票
　　a：成人用.
　　b：小児用.

表1 各センサーの記録状態と対応

センサーの記録状態	対　応
いびきセンサー記録がまったくないか不良	再検査せず，コメント対応
口鼻気流センサー記録がまったくないか不良	①SpO_2記録あり：再検査せず，コメント対応 ②SpO_2記録なしか不良：再検査
SpO_2センサー記録がまったくないか不良	再検査

表2 解析条件（アプノモニター，パルスリープ共通）

＜apnea 判定設定＞

	成　人	小　児
最短時間	10 秒	5 秒
最長時間	120 秒	120 秒
無呼吸判定	25％	25％
低呼吸判定	70％※	50％

※判定が困難な場合は適宜 50～70％で実施する．

＜その他の設定（いびき）＞

	成　人	小　児
閾値	50	50
最長時間	10 秒	10 秒
最小時間	2 秒	2 秒

＜desaturation（SpO_2低下）設定＞

	成　人	小　児
DS 最短時間	10 秒	5 秒
DS 最長時間	100 秒	100 秒
DS 最小変化量	3％	3％
apnea with DS 遅延時間	30 秒	30 秒

をかける．解析条件を**表2**に示す．

2 マニュアル解析を行う

　自動解析には呼吸イベントの読み過ぎや読み落としがありうるため，そのまま報告せずマニュアル（目視）解析する．マニュアル解析では各イベント〔apnea or hypopnea, SpO_2 desaturation（DS），apnea with DS, いびき〕のマーキング追加・修正を行う．呼吸・脈拍変動，SpO_2の変動などを総合し，イベントを追加修正する．

　無呼吸・低呼吸の判断は米国睡眠医学会（AASM）による PSG 判定マニュアルの推奨基準に準じて行っている（**図7**-a, b）[2]．

　無呼吸：90％以上の気流低下が10秒以上持続すること

　低呼吸：3％以上の酸素飽和度の低下を伴う30％以上の気流低下が10秒以上持続すること

小児の場合は以下の基準で解析している[3]．

・2呼吸サイクルの時間の無呼吸または低呼吸をイベントとする

・基準範囲：無呼吸低呼吸指数（REI）＜1

・無呼吸：ベースラインの90％を超える呼吸振幅の減少を伴うこと

・低呼吸：50％以上の振幅の減少および3％以上の SpO_2 の低下を伴うこと

　マーキング追加や修正は，詳細グラフ画面にて1画面の時間幅を5分（小児の場合2～3分）にすると作業しやすい．

睡眠時無呼吸検査　**129**

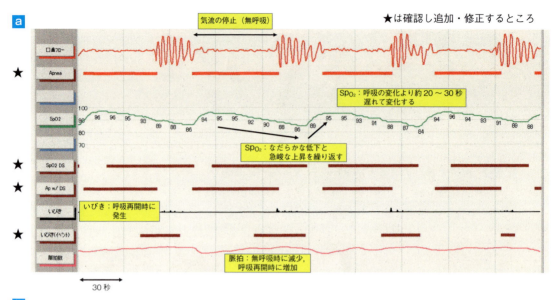
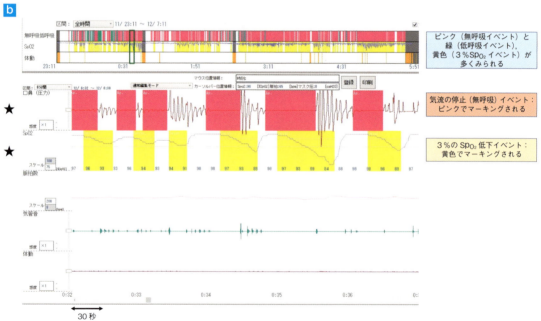

図7 簡易検査解析画面による無呼吸所見（日本睡眠学会 編；2015[2]）より引用）

　　a：アプノモニター（5分の拡大波形）．
　　b：パルスリープ（上は全記録圧縮，下は6分の拡大波形）．

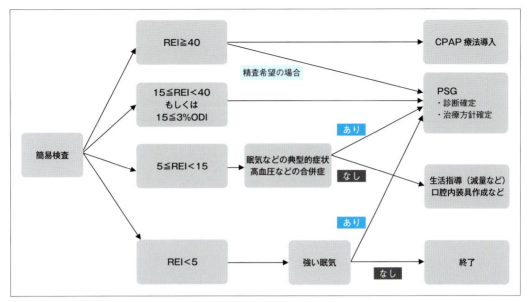

図8 簡易検査結果と判断の流れ

おもな報告・評価項目

1) **無呼吸低呼吸指数**
　　（respiratory event index；REI）

検査1時間あたりに生じた無呼吸および低呼吸の回数.

2) **酸素飽和度低下指数**
　　（oxygen desaturation index；ODI）

検査1時間あたりに生じた3％以上のSpO_2低下（desaturation）の回数. 非肥満例では, 呼吸イベント時のSpO_2の変化が乏しいことがあり, REIと比較し低値となることがある.

3) **minimum（lowest）SpO_2**

検査中でのSpO_2の最低値. アーチファクト部分を示していないかの確認が必要である. 解析範囲からアーチファクトを除けない場合は, コメントに確認しうる実測最低値を記入する.
報告コメントが必要な例

　・記録時間が短い場合
　・口鼻気流センサーの装着不良など記録不良でイベントが拾えない場合

明らかな陽性波形やチェーンストークス様波形など, 医師に確認してもらいたい波形は報告書に添付する.

結果報告後の流れ

結果報告後の流れを参考として図8に示す.

PSG

当検査室ではアリスⅥ（フィリップス）（図9-a）を使用し, 1泊入院（専用個室）で検査している. 装着開始1～2時間前には病院に到着してもらい, 就寝までの一通りの準備（着替え・夕食・洗面）を済ませてもらう. アリスⅥは有線の装置で, 装着後はベッド上とベッドサイドのみに移動範囲が限定される. 必要な物があれば手の届く範囲に置いてもらう. 装着以降, トイレはポータブルトイレ使用となる.

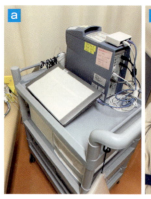
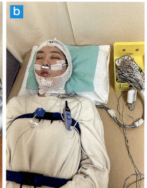

図9 PSG
a：アリスⅥ（フィリップス）．
b：装着例．

1) 装着手順

① 患者に電極・センサーを装着し，記録を開始する（図9-b）．

装着物の例
- 下肢筋電図電極（前頸骨筋）
- 心電図電極
- 呼吸努力と体位センサー
- 脳波電極〔10-20電極装着法のC3, C4, O1, O2, F3, F4, A1, A2（左右耳朶電極，乳様突起上でも可），およびグランドアース電極〕
- 眼電図電極
- 頤筋筋電図電極
- いびきセンサー
- 鼻圧センサー
- サーミスタセンサー
- SpO_2センサー

銀・塩化銀電極の共通した装着方法

装着部は研磨剤で研磨し，アルコール綿で研磨剤をふき取り，ペーストをつけて装着し，テープで固定する．装着場所の研磨は電極サイズより大きくならないように装着部位だけとす

Column ～装着説明の問題点～

検査室内は撮影禁止だが，患者が検査説明の様子をこっそり動画撮影したことがあった．患者が自宅で説明通り再現できるか不安に思うからこその行為と思われた．

対策として，説明書の写真を増やすなど，わかりやすく改定した．今後，スマートフォンやPCで患者が視聴しながら装着できるような説明用動画の提供を検討している．

る．

頭髪内に装着する際には，頭髪をきちんとわけ地肌に電極を置くようにするとインピーダンスが低めに抑えられ，長時間安定した記録が得られる．

② 電極の付け間違い，アーチファクト，接触抵抗の確認をし，問題がないようなら網ネットを被せる．顔と耳部分はネットに切り込みを

> **Column** 〜貸出機器関連トラブル〜
>
> 当検査室では，過去に外来患者の機器返却遅延や紛失が発生したことがある．対策として機器借受承諾書（図10）を作成し，実際の検査前に読み合わせしている．この書面は簡易睡眠モニターだけでなくホルター心電図検査装置にも使用している．
>
> 機器借受承諾書では，返却手段の確認（持参返却または宅配便返却）や返却期日の確認（原則翌日返却），破損・紛失・返却遅延を起こした場合の損害賠償請求の可能性に触れている．
>
> 実際にこの機器借受承諾書の使用開始より現在まで紛失事例はなく，返却遅延も減少しているため，抑止効果はあると考えている．
>
>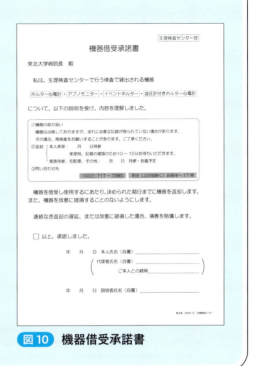
>
> 図10 機器借受承諾書

入れ開き，患者に違和感がないか確認する．
③ 生体キャリブレーションを行い，波形が正しく描かれることを確認する．
④ 装着後の注意事項を説明する．

2 装着後の注意事項

① 検査には最低でも6時間程度の記録時間が必要である旨を伝える．
② トイレはポータブルトイレを使用する．センサー類の可動範囲には限度があり，リード線に無理な力がかからないように注意してもらう．
③ 発汗による基線動揺などのアーチファクト混入防止のために室温を適温に保つ（汗をかかない程度とする）．

3 検査終了後

翌朝，電極を外す．使用後のセンサー・電極類は清掃し，使用中に記録不備があった場合は動作確認をして使用可否を確認する．

図11にPSGの波形例を示す．解析は簡易検査と同様，自動解析後に検査技師によるマニュアル解析を実施する．

おわりに

近年，睡眠医療の領域で普及が進んだ簡易型睡眠時無呼吸検査について，検査手順，精度が上がる装着の工夫，関連する問題点・対処法・評価法とPSGの概要を解説した．SASの簡易検査は睡眠時に実施する検査であり，患者が検査を理解し機器をきちんと装着することが重要である．また，センサー装着時の違和感や痛みにより被検者の睡眠が妨げられては，正確な検

睡眠時無呼吸検査 **133**

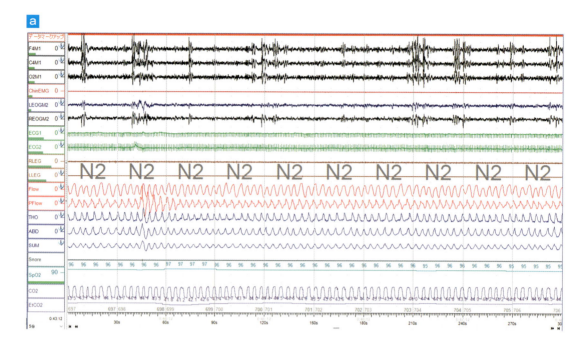

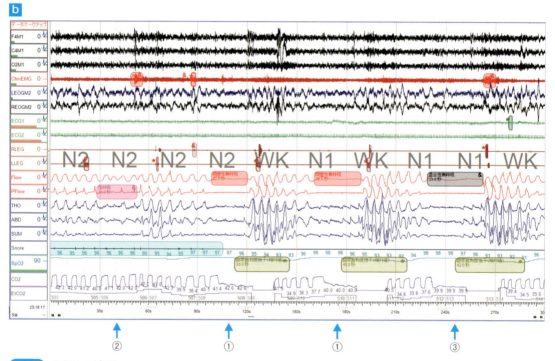

図11 PSGの波形
　　a：正常呼吸状態の例．
　　b：① 閉塞性低呼吸，② 閉塞性無呼吸，③ 中枢性との混合性無呼吸がみられる例．

査は行えない．これらを防ぐため，事前の的確な検査説明や，各種センサーの適切な装着技術の習得とともに，患者への精神的な配慮も大切である．本稿が少しでも皆様の検査の参考になれば幸いである．

● **参考文献・引用文献** ……………………………………

1) 西島嗣生, 他：睡眠時無呼吸症候群の検査と診断. 内科, **120**（5）：1113-1121, 2017.
2) 日本睡眠学会 編：改訂版 臨床睡眠検査マニュアル. ライフ・サイエンス, 2015.
3) 榊原博樹 編：睡眠時無呼吸症候群診療ハンドブック. 医学書院, 2010.
4) 阪本浩一, 他：小児睡眠時無呼吸症候群の手術前後におけるQOL質問紙表（OSA18：日本語版）の有用性と問題点. 口腔・咽頭科, **27**（2）：191-197, 2014.

6 呼気一酸化窒素（呼気NO）測定の理論と技術を学ぼう

松本 久子

> **POINT**
> - 吸気前に息をすべて吐ききり，肺を空にする．次に最大吸気位まで吸い込んだ後，一定のフローで呼出するのがポイント．
> - ノーズクリップは着用しない．マウスピースからの息漏れに注意．
> - 呼気一酸化窒素（呼気NO）は未治療喘息患者で高値になるが，アレルギー性鼻炎などでも高値になる．現喫煙者では低値になる．

はじめに

　気道壁で産生される呼気NOは，parts per billion（十億分率，ppb）のレベルで呼気中に検出され，好酸球性/2型気道炎症時に高くなるため，気管支喘息の気道炎症の指標として有用である．実臨床でも，喘息の診断や吸入ステロイド薬への反応性の予測，治療経過のモニタリングの参考にすることができる．また，吸入ステロイド薬へのアドヒアランスのチェックにも有用である．本稿では，呼気NO測定の原理，測定方法の実際・機器別の注意点などについて概説する．

呼気NOとは

　一酸化窒素（NO）は，無色透明のガスで，従来は大気汚染に関連する窒素酸化物の一つとのみ認識されていたが，1980年代に生体でも血管内皮細胞から産生される血管拡張性因子として同定された．その後，生体内のさまざまな細胞から産生され，情報伝達物質の役割を担っていることが明らかになり，注目されるようになった．気道では気道上皮細胞やマクロファージなどから産生され，1991年には，ヒト呼気中でNOが検出されることが示された．

　呼気NOは健常人でもアミノ酸の1種であるL-アルギニンから恒常的に産生されている．さらに1993年にアトピー型喘息患者では呼気NOが健常人の2～3倍高値であること，さらに翌年には吸入ステロイド薬（inhaled corticosteroid；ICS）で治療されていると，健常人と同等のレベルまで低下することが示された．以来，喘息における好酸球性/2型気道炎症を反映するバイオマーカーとして，呼気NOの研究が進められた．

　喘息の主病態は好酸球やIL-4, IL-13などの2型サイトカインを中心とした気道炎症である．喘息患者において，これらの2型サイトカインの刺激により，気道上皮細胞やマクロファージにおいて，誘導型NO合成酵素（inducible NO synthase；iNOS）の発現が亢進し，健常人より

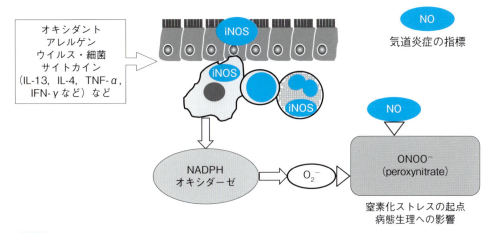

図1 喘息気道における NO の産生・代謝過程

IFN：interferon，IL：interleukin，TNF：tumor necrosis factor，O_2^-：スーパーオキサイド（活性酸素）．

も呼気 NO が高くなると考えられている．炎症時に気道壁で産生された NO は呼気中に出てくる他，気道組織では活性酸素などと反応し窒素化ストレスの起点となり，気道炎症をさらに増強する（図1）．呼気 NO は気道粘膜に浸潤した好酸球数や喀痰好酸球数ともよく相関し，喘息における気道炎症の非侵襲的な指標として確立されてきた．

2013年には携帯型測定器の一つである NIOX MINO® が医療機器として認可され，同器を用いた呼気 NO 測定が本邦で保険適応となった．現在 NIOX MINO® の後継機種である NIOX VERO®，NObreath®（2023年5月で販売終了），NObreath® V2（NObreath® の後継機種）が，多くの施設で日常臨床に用いられている．

呼気 NO 測定の原理・注意点

呼気 NO の測定法は，NO をオゾンと反応させ，その際に生じる発光の強度を測定する化学発光法と，イオン電極を用いる電気化学センサーで測定する方法がある．前者のほうが精度は高く標準法とされるが，保守管理が煩雑で高価なため，現在保険収載されている機器は後者のイオン電極法を用いた携帯型（充電式・電池式）の NO アナライザーである．なお，化学発光法での測定器では，抵抗を変えることで複数の呼気フローで測定でき，各フローで得られた呼気 NO 濃度から肺胞領域～末梢気道由来の NO（肺胞分画 NO）を算出することができる．これは末梢気道病変の評価に有用であるが，携帯型アナライザーでは肺胞分画 NO を求めることはできない．また，一般的なオンライン法に対し，捕集バッグに呼気を採取し，後で測定するオフライン法がある．オフライン法は疫学調査時などで用いられる．

携帯型アナライザーで用いられるイオン電極法は NO により生じる電流を測定する方法で，作用電極（WE）と対電極（CE）の間に一定の電圧（約 0.8 V）を印加し，WE と基準電極に発生する信号を定電位電解装置に入力する．NO 分子が膜を介して拡散し，電解液に到達すると以下

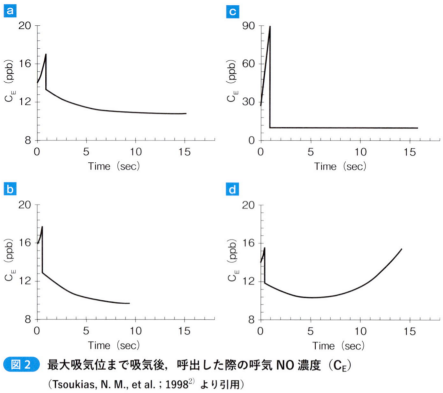

図2 最大吸気位まで吸気後，呼出した際の呼気NO濃度（C_E）
（Tsoukias, N. M., et al.；1998[2]　より引用）
a：一定の低呼気フロー（〜200 mL/sec），b：一定の高呼気フロー（〜450 mL/sec），
c：息こらえ15秒後に一定の呼気フローで呼出，d：徐々に呼気フローを減じる．

の化学反応が生じ，電子が発生する．電流はNO分子量に比例するので呼気中のNOを定量的に測定できる．なお，化学発光と電気化学センサーによる測定値の間には，補正が必要ではあるが良い相関がある．

$$WE：NO+2H_2O \rightarrow NO_3^- +4H^+ +3e^-$$
$$CE：O_2+4H^+ +4e^- \rightarrow 2H_2O$$

呼気NO測定器は，気道壁から産生されるNOを測定しているため，息こらえや，低い呼気フロー下では呼気NOは高くなり，早い呼気フロー下では低くなる（図2）[2]．したがって呼気NO測定で重要な点は，呼気フローを一定にすることである．携帯型NOアナライザーでは，約50 mL/secでの呼気フローに対応し，いずれも呼出時間の後半の呼気をサンプリングして分析している．また，鼻腔からも高濃度のNOが産生されるため鼻腔由来NOの混入を防ぐ必要があり，測定器では，5〜15 cm H_2Oの圧をかけることで軟口蓋を閉鎖し鼻腔由来NOの混入を防ぐ仕様になっている．ノーズクリップを着用すると，鼻腔由来NOが混入しうるため，いずれもノーズクリップは着用しない．また，高齢者や顔面神経麻痺のある患者では，うまくマウスピースをくわえられないことがあり，マウスピースからの息漏れに注意する．携帯型アナライザーでの測定は，不適切な測定時以外は，通常1回のみ行う．

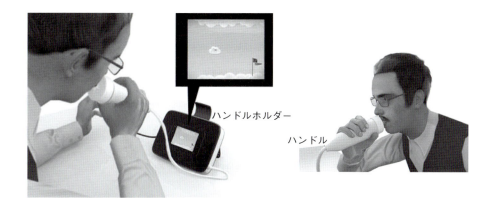

ハンドルホルダー
ハンドル

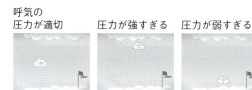

呼気の圧力が適切　圧力が強すぎる　圧力が弱すぎる

図 3 NIOX VERO®測定の実際
〔日本語ユーザーマニュアル（000912-12．2023 年 2 月）より引用〕

呼気 NO 測定の実際

以下に現在日常臨床で使用されている NIOX VERO®，NObreath®，NObreath® V2 の測定方法の実際と機器別の注意点などについて概説する．

1 NIOX VERO®

1）測定の実際

① マウスピース（フィルター）をくわえない状態で，息をすべて吐き出して，肺を空にする．
② マウスピースをくわえ，空気の漏れがないように口唇でしっかり塞ぐ．
③ マウスピースを通して，最大吸気位まで息を深く吸い込む．息を吸い込んでいる間，画面に表示されている雲や太陽（風船を持った少女のアニメーションの場合）が上方に移動する．この時，鼻から吸気を行わないように注意する．
④ 全肺気量まで吸気を行えば，マウスピースを通して，ゆっくりと息を吐く．息止めをせずに，続けて 10 秒間ほど一定の呼気フローになるようにして息を吐き続ける．すなわち画面の上部と下部に表示されている白線の間にアニメーションの雲などが収まる呼気圧力を保持する（図 3）．雲などが右端まで移動するとサンプリングが完了する．

連続的な音がする場合は適切な呼気圧力であることを示し，断続的な高周波音は呼気が強すぎ，断続的な低周波音は呼気が弱すぎることを示す．

⑤ 約 1 分後に測定値が表示される．
⑥ 使用後はフィルターを取り外し，廃棄し，ハンドルにキャップを付け，ハンドルホルダに置く．

NIOX VERO®は米国/欧州胸部疾患学会で提唱されている以下の測定基準に適合した呼気 NO 濃度測定が保障されている．
・NO フリーのガスを吸入する

呼気一酸化窒素（呼気 NO）測定の理論と技術を学ぼう　**139**

表1 NIOX VERO®の使用期限・回数制限

	使用期限
測定器本体	5年または15,000回測定，いずれか早いほう
テストキット（センサー・ハンドル・フィルター）	
テストキット　100	9カ月または100回測定，いずれか早いほう
テストキット　300	9カ月または300回測定，いずれか早いほう
テストキット　500	9カ月または500回測定，いずれか早いほう

https://www.chest-mi.co.jp/product/respiratory/niox-vero.html
（2024年1月31日アクセス）を参考に作成

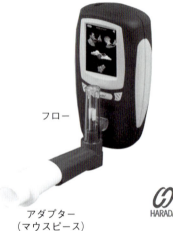

図4　NObreath®
（NObreath®取扱説明書より引用）

2023年5月販売終了．
https://medical.haradacorp.co.jp/product/nobreath/（2024年1月31日アクセス）

- 50 mL/sec±10%の一定流速で呼出を行う
- 呼出の際に5～15 cm H₂Oに口腔内圧を高め，軟口蓋を閉鎖する
- 10秒以上の呼出を行う

2）注意点・メンテナンス

　NIOX VERO®は7歳以上の小児，成人での測定に適しているが，4歳児などでも特別な指導や励ましによって，うまく測定できることがある．

　測定器本体とセンサー，ハンドルには使用期限と回数制限が設けられている（表1）．これらを交換することにより，キャリブレーションが不要となっている．ハンドルにはNOスクラバーが内蔵されており，大気中・吸入気中のNOは除去されている．

　アルコールやアルコールを含むスプレーやウエットシートにより，測定値が影響を受けるため，装置などの清掃にこれらを用いてはいけない．

② NObreath®（図4）

1）測定の実際

① タッチパネルの画面に表示される成人/小児モードを選択すると，ピッと音が鳴るので，画面表示に従いマウスピース（アダプター）から口を離した状態で，最大吸気位まで深く息を吸い込む．その際，息こらえをしないこと．

② 約3秒後，音がピピッと2回連続で鳴るので，マウスピースをくわえ，画面下のバーが右端にくるまで息を吐き続ける．成人は約12秒，小児は約10秒間フロー内のボールが帯のなかに安定して浮かぶように息を吐き続ける．

③ 音がピピッと2回連続で鳴り，結果が表示される．

2）注意点・メンテナンス

　NObreath®では，フロー内のボールを帯のな

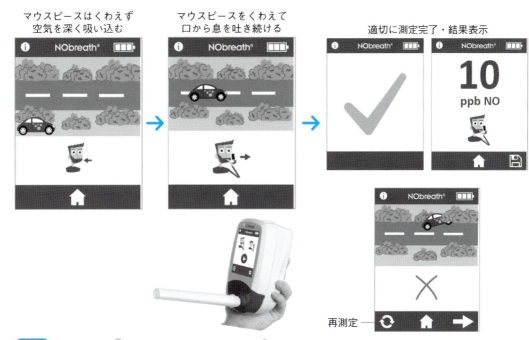

図5 NObreath® V2 測定の実際（NObreath® V2 取扱説明書より引用）
https://medical.haradacorp.co.jp/product/nobreath-v2/（2024年1月31日アクセス）

かに維持することで，50 mL/sec・5～20 cm H$_2$Oの呼気圧力を保障しているが，手技が不適切な時でも測定値として表示されてしまう．したがって被測定者が上手に吐けていない場合は，繰り返し測定し，再現性のある測定結果を得ることが望ましい．また，検査技師間で採用する適切な手技について共有しておくことも大事である．後継機種のNObreath® V2では，手技が不適切な場合は，×マークが出て再測定が促されるようになった（図5）．

なお，NObreath®，NObreath® V2とも測定精度に関しては50 ppb以下の場合は±5 ppb，51 ppb以上の場合は±10％とされる．

吸気はNOフリーではないので，石油ファンヒーターなどから排出される窒素化合物の影響を受けると呼気NOが高く検出される．外気測定モードで環境を測定し，高い数値が測定され た場合，測定場所を変更したり，換気を行うようにする．

1年に1度の定期メンテナンス（測定精度の確認・調整のための校正作業を含む）が必要である．

3 NObreath® V2（図5）

1）測定の実際

① タッチパネルの画面が地面に対して垂直になるように支え，画面上に表示されるアイコンをタッチする．

② ピッという音と同時に左向きの←（吸気のイメージ）のアイコンが表示されるので，マウスピースから口を離した状態で，最大吸気位まで深く息を吸いこむ．その際，息こらえをしないこと．

③ ピッという音と同時に右向きの→（呼気のイメージ）のアイコンに変わるので，ディスプ

呼気一酸化窒素（呼気NO）測定の理論と技術を学ぼう　**141**

レイの表示に従いマウスピースをくわえて，息を吐く．画面上の道路をアニメーションの車がまっすぐ走るように呼気圧力を保持する．成人は約12秒，小児は約10秒間，画面に✓マークが表示されるまで息を吐き続ける．×マークが表示された場合は，再測定する．

④ 吐き終わりと同時に測定値が表示される．

2）注意点・メンテナンス

吸気はNOフリーではないので，石油ファンヒーターなどから排出される窒素化合物の影響を受けると呼気NOが高く検出される．外気測定モードで環境を測定し，高い数値が測定された場合，測定場所を変更したり，換気を行うようにする．

アルコールやアルコールを含むスプレーやウエットシートにより，測定値が影響を受けるため，装置などの清掃にこれらを用いてはいけない．

1年に1度の定期メンテナンス(測定精度の確認・調整のための校正作業を含む)が必要である．

呼気NO値の正常値・影響する因子

携帯型測定器での本邦の呼気NO正常域は20 ppb以下，高値域は35 ppb以上を目安とする．気道過敏性亢進または可逆性の存在で定義した未治療の喘息例では，健常人と比べて有意に呼気NOが高く，喘息診断に対する呼気NOの至適閾値は22 ppb，その感度，特異度は各々91％，84％であった．正常上限の37 ppbを閾値とした場合，喘息診断に対する呼気NOの感度，特異度は各々52％，99％となる．呼気NOの数値だけで喘息の診断はできないが，発作性の喘鳴など喘息を疑わせる症状に加え，他の疾患が除外でき，呼気NOが22 ppb以上であれば喘息の可能性が高く，37 ppb以上であればほぼ確実に喘息と診断できる．アレルギー性鼻炎やアトピー性皮膚炎，ウイルス感染後では喘息がなくとも呼気NOは高くなる．一方，現喫煙者では呼気NOは低くなる．また，全身性・吸入ステロイド薬の導入，生物学的製剤(特に抗IL-4受容体 α 抗体や抗TSLP抗体)導入で呼気NOは有意に低下する．逆にICSのアドヒアランスが不良な患者では，呼気NOは低下しない．

レタスやコーヒーなどには窒素が多く含まれるため，これらを摂取後は呼気NOは上昇しやすい．原則，測定1時間前の飲食を避けるよう指導する．また，呼吸機能検査後は一時的にNOが低下するため，呼気NOは，呼吸機能検査より前に測定する．

● 参考文献・引用文献 ⋯⋯⋯⋯⋯⋯⋯⋯⋯⋯⋯⋯⋯⋯⋯

1) 呼気一酸化窒素(NO)測定ハンドブック作成委員会，他編：呼気一酸化窒素(NO)測定ハンドブック．日本呼吸器学会，2018.

2) Tsoukias, N. M., et al.：A two-compartment model of pulmonary nitric oxide exchange dynamics. *J. Apply. Physiol.*, 85(2)：653-666, 1998.

呼吸機能検査と血液ガスの関係, 周術期の臨床応用を学ぶ

4章　呼吸機能検査と血液ガスの関係，周術期の臨床応用を学ぶ

1 呼吸器疾患の典型例から呼吸機能・血液ガスの関係を学ぶ

❯ 家城　正和

> POINT
>
> - 二酸化炭素（CO_2）を体外に排出し，消費した酸素（O_2）を補うのに呼吸が重要である．
> - 血液ガスで把握するのは，肺胞換気と酸塩基平衡，肺胞でのガス交換能である．
> - 臨床の現場では混合性酸塩基平衡障害が多いため，代償範囲の確認が重要となる．

はじめに

　ヒトは，生命活動を行うのに酸素（O_2）を必要とする．脳が必要とする酸素は，吸入した酸素の25％ともいわれており，非常に多くを占めている．酸素が活用されると二酸化炭素（CO_2）や乳酸などの不揮発性酸が産生される．これらの酸は体内に蓄積すると血液の pH が酸性に傾いてしまうため，呼吸により酸である CO_2 を排出し，消費した O_2 を補う．この呼吸で重要となるのが，「換気」と「拡散」である．

　本稿では，呼吸の仕組みと典型的な呼吸器疾患，血液ガスのポイントを紹介する．

呼吸の仕組み

1 換　気

　正常な換気は吸気と呼気が一定で，規則正しい周期を保ちながら，1分間に12〜20回呼吸を繰り返す．安静時の O_2 摂取量は成人で250 mL/min，CO_2 産生量は200 mL/min であるが，運動時においては，安静時の数倍，ときには10倍

にも達するため，効率のよい換気が重要となっている．

2 呼吸調節の仕組み

　体内の動脈血二酸化炭素分圧（$Paco_2$）は40Torr となるよう，維持・管理されている．pH や $Paco_2$，動脈血酸素分圧（Pao_2）が変化すると頸動脈や大動脈体の化学受容体が刺激され，延髄に情報が伝達される．伝達を受けた延髄は，神経系を通じて呼吸筋の活動を促し，換気運動を引き起こす．

3 肺の構造と拡散

　気管は第7頸椎の高さから始まり，分岐を繰り返しながら23回目の分岐で肺胞となる．肺胞は一層の上皮細胞（肺胞上皮）によって作られた直径 0.3 mm ほどの小さな袋で，15歳頃で3億個ほどになる．一つ一つの肺胞には毛細血管がカゴ状に張りめぐらされているため，各々の肺胞で血液中の CO_2 と肺胞内の O_2 が交換される．ガス交換は，圧の高いほうから低いほうへ移動する「拡散」という原理によって行われ，毛細血管とは0.25秒で平衡に達する．血液は0.75秒の速さで肺毛細血管を離れるため，わずかな時

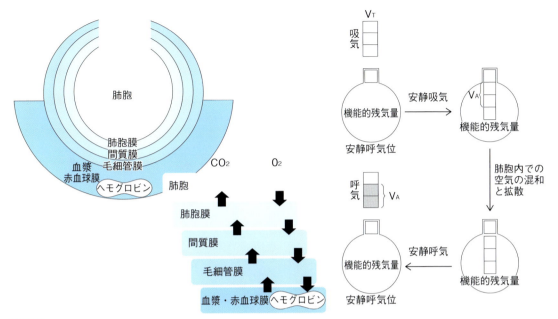

図1 肺拡散と機能的残気量
V_A：肺胞気量．

間で肺胞上皮や間質膜，毛細管膜，血漿，赤血球膜を通過している（図1）．

4 安定したガス交換

正常な換気を行ううえで重要な要素が機能的残気量（functional residual capacity；FRC）である．FRC は，安静呼気位に肺内に残存する空気の気量である．この状態では空気が3,000 mL程度残っている．人が1回に吸入する空気の量は，通常，450〜500 mLであるが，ガス交換に関与しない解剖学的死腔が約150 mLあるため，実際には300〜350 mL，すなわち1回に吸入する量の1/7程度を入れ替えている（1回換気量：FRC＝1：7）にすぎない．FRC が存在することで，吸気時と呼気時で血液のガス組成には変化が生じない．そのため，FRC はガス交換を一定に保つバッファーのような役割を担っているといえる（図1）．

おもな呼吸器疾患

1 呼吸器障害

1）換気障害

換気機能を知る検査がスパイロメトリーである．スパイロメトリーの結果から正常，閉塞性換気障害，拘束性換気障害，混合性換気障害に分類される．閉塞性換気障害を呈する疾患には慢性閉塞性肺疾患（chronic obstructive pulmonary disease；COPD）や気管支喘息があり，拘束性換気障害をきたす疾患には特発性肺線維症や重症筋無力症などがある．

2）拡散障害

拡散が障害される因子としては，肺胞面積や肺毛細管床の減少，肺に流れる毛細管血液量やヘモグロビン濃度，ガスの移動距離などがあげられる．肺拡散能（D_{LCO}）は肺胞面積や肺毛細管血液量，ガスの移動距離により影響を受ける

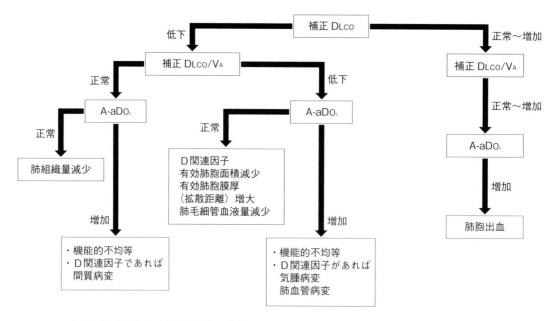

有効肺胞面積（A），有効肺胞膜厚（δ），肺毛細管血液量（Vc）を合わせてD関連因子と定義

図2 DLco病態診断フローチャート（日本呼吸器学会肺生理専門委員会 編；2004[1] より引用改変）

ため，鑑別のためには機能的不均等の影響を除外する必要がある．日本呼吸器学会肺生理専門委員会 編『呼吸機能検査ガイドライン』では，「DLcoの低下が有効肺胞面積（A）の減少，有効肺胞膜厚（δ）の増大，あるいは肺毛細管血液量（Vc）の減少に起因するものと診断するためDLcoに対する機能的不均等の影響を除外しなければならない．DLcoに対する機能的不均等の影響を評価するためには肺胞気−動脈血酸素分圧較差（A-aDO₂）を同時に測定するとよい」としている（図2）[1]．

2) **閉塞性換気障害**（図3）[2]

・**COPDの病態**

COPDは呼吸機能検査で気流閉塞を示す．フローボリューム曲線の最大呼気速度は減少し，下降脚が下に凸となる．進行例ではフローボリューム曲線の下降脚はさらに下に凸の形をとり，肺気量分画では肺弾性収縮圧の低下と気流制限により全肺気量（TLC）やFRC，残気量（RV），残気率（RV/TLC）が増加する．呼吸機能検査でフローボリューム曲線や1秒量，1秒率が重視されるのは，閉塞の度合いを知るためであり，気道が胸腔内圧で押しつぶされやすいため，空気とらえこみ現象が起きる．広範な肺胞壁の破壊で，肺胞ガス交換面積と肺胞毛細管床が減少し，ガス交換における換気−血流比も不均等になっていることが多く，DLco，DLco/V_Aが低下する．COPDではDLcoの低下と比較して肺胞気量（V_A）が増加しているため，DLco/V_Aの低下が著しい．

DLco/V_Aの結果は，気腫型COPDと非気腫型の鑑別にも利用されている．

気腫型：DLco/V_A 高度低下（3以下を呈することが多い）

非気腫型：正常〜軽度低下

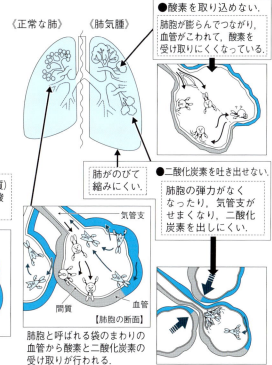
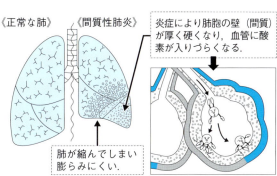

図3 呼吸器疾患と肺胞
（芳賀敏彦 総監修；見てわかる呼吸リハビリテーション②[2]）より引用改変）

3 拘束性換気障害

1）特発性肺線維症の病態（図3）[2]

　特発性肺線維症（idiopathic pulmonary fibrosis；IPF）は特発性間質性肺炎のなかでも頻度の高い病型で，間質が線維化をきたし固く肥厚する疾患である．肺の線維化が進行するとTLCやFRC，RVの減少がみられ，肺活量の低下をきたす．1秒量（FEV_1）も減少し，努力肺活量（FVC）も減少するため，1秒率（FEV_1/FVC）は正常範囲にあり，病状が進行するとFVC減少の割にFEV_1の低下が緩徐なため1秒率はむしろ増加するとされている．また，線維化が進行すると肺弾性収縮力は増加して，閉塞性換気障害とは異なり，FVCのほうがむしろVCを上回ることがある．その他FVC減少とともに低肺気量位での呼気流量を上昇させる傾向を生じるため，フローボリューム（F-V）曲線では上に尖った凸のパターンを呈する．しかし，初期の病態では上記のような肺容量の減少などの拘束性換気障害を認めない場合もある．DL_{CO}も肺気量の低下と，肺胞と毛細血管の拡散距離の増大により低値を示す．

　特発性肺線維症でもDL_{CO}の低下がみられるが，V_Aも減少しているため，相対的にDL_{CO}/V_Aは低下しないことが多い．

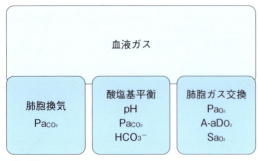

図4 血液ガスで見る三要素

2）神経筋疾患（重症筋無力症）の病態

　神経筋疾患では，脊髄や末梢神経，呼吸筋のさまざまな障害により吸気筋力，呼気筋力の低下をきたし，換気量の低下，肺活量（VC）の減少がみられる．FVCにおいても，呼気筋力の低下によりピークフローが低下する．また，全肺気量も吸気・呼気筋力の低下により低値～正常となる．

　肺自体に疾患がない場合，DLcoは正常となることが多い．換気の低下により酸素量は減少するが，二酸化炭素は代謝により常に産生されるため二酸化炭素分圧が増加し，呼吸不全がみられる．一般に酸素分圧が低下すると呼吸回数を促進するように呼吸筋に刺激を与えるが，神経筋疾患ではこれらの刺激に対する応答ができない．横隔膜の奇異性運動や起坐位と臥位での努力肺活量の低下が診断に有用とされている．

(1)呼吸不全

　呼吸不全は「呼吸機能障害のため動脈血ガス（特にO_2とCO_2）が異常値を示し，そのために正常な機能を営めない状態であり，室内空気呼吸時のPa_{O_2}が60 Torr以下となる呼吸器系の機能障害，またはそれに相当する状態」と定義される．呼吸不全は，病態の経過による分類と，成因による分類の2つに大別される．病態の経過による分類では，「呼吸不全の状態が少なく

とも1カ月以上続いた場合に慢性呼吸不全」と定義される．Pa_{CO_2}が45 Torr以下はⅠ型呼吸不全，45 Torrを超えるものはⅡ型呼吸不全に分類される[3]．Ⅱ型呼吸不全は慢性的にCO_2の蓄積を伴うCOPDで多くみられる．

血液ガスと基本パラメータ

　血液ガスで把握するのは，肺胞換気と酸塩基平衡，肺胞でのガス交換能である．これらの機能を把握するうえで重要となるのが，①肺胞換気を表すPa_{CO_2}，②酸塩基平衡の指標であるpH，Pa_{CO_2}，HCO_3^-（重炭酸イオン），③肺胞ガス交換の指標であるPa_{O_2}，A-aDO_2，Sa_{O_2}（酸素飽和度）となる．Pa_{CO_2}は肺胞換気を表す指標であるが，pHが異常をもたらした際の原因判断にも活用されるため，酸塩基平衡の指標にもなる（図4）．

1　pH

　pHとは，体液中に溶けているH^+（水素イオン）濃度の表現法の一つで，呼吸におけるPa_{CO_2}と代謝におけるHCO_3^-により決定される．

$$pH = 6.1 + \log \frac{HCO_3^-（重炭酸イオン濃度）}{0.03 \times Pa_{CO_2}}$$

　ヒトは体内のpHが6.8～7.8でないと生存できないため，肺はCO_2という形で大量の酸を排出し，腎はHCO_3^-の再吸収を利用して，酸であるH^+を尿から排出している．

　pHの調節機能に異常が生じ，pHが低下した状態をアシデミア，逆に上昇した状態をアルカレミアといい，前者の病態をアシドーシス，後者の病態をアルカローシスと呼ぶ．

2　Pa_{CO_2}

　Pa_{CO_2}は肺胞の換気量を知るための重要な指

標となる.

代謝により体内で産生される CO_2 の量は1日あたり15,000 mmol で,加齢による影響はない.排出にあたっても,酸素とは異なり肺胞でのガス交換因子の影響を受けにくい.このため,$Paco_2$ が35 Torr より低ければ過換気,45 Torr より高ければ低換気と解釈できる.

③ HCO_3^-

HCO_3^- は,体内にあるさまざまな緩衝系物質の一つである.

炭酸脱水素酵素の働きで産生された H_2CO_3 は一部で H^+ と HCO_3^- となり,H^+ は尿として排泄され,HCO_3^- は腎により再吸収される.HCO_3^- は不揮発性の酸が蓄積すると減少し,不足した状態では増加するため,代謝性因子の指標として用いられている.

④ BE

血液の $Paco_2$ を40 Torr に補正し,pH を7.4とするのに必要な酸あるいは塩基の量を表す.ベースエクセス(BE)が負の場合は代謝性アシドーシス,正の場合は代謝性アルカローシスと解釈できるが,酸塩基障害における代償性変化でも似た変動をきたしてしまうため,混合性酸塩基平衡障害を診断するには HCO_3^- のほうが適している.

⑤ Pao_2, $A\text{-}aDo_2$

血液中における酸素の圧力を意味し,酸素化能を把握するための重要な指標である.酸素分圧を左右する因子は大気圧や酸素濃度(環境),肺胞換気量,肺胞レベルのガス交換であるため,動脈血液ガス分析により肺胞換気量,肺胞レベルのガス交換が把握できる.

肺胞部に至った酸素分圧は,$Paco_2$ と呼吸商[※1]によりさらに低下する.血液には肺胞気の酸素分圧(PAo_2)よりさらに低下した状態で取り込まれる.

この肺胞気と動脈血の酸素分圧の差を肺胞気−動脈血酸素分圧較差($A\text{-}aDo_2$)とよび,以下の式で算出される.

$$A\text{-}aDo_2 = (大気圧 - 47) \times FIo_2 - Paco_2/0.8 - Pao_2$$

$A\text{-}aDo_2$ は健常者では5〜15 Torr で,高齢者は若年者より高値となる.呼吸器疾患のある場合はさらに $A\text{-}aDo_2$ が大きくなり,Pao_2 の低下も大きくなる.

拡散障害の他,①換気/血流比(VA/QC)の不均等や,②シャントでも影響を受ける.Pao_2 の低下を認める症例では,治療方針を決定するため原因が低換気によるものか,ガス交換因子によるものかの鑑別が重要になってくる.

・P/F ratio(P/F 比)

Pao_2 は,吸入気の酸素濃度(FIo_2)によって変化するため,条件を揃えて簡便に酸素化能を評価するのが,P/F 比という指標である.

大気中(FIo_2:21%)で Pao_2 100 Torr の場合,

$$P/F 比 = 100/0.21 = 476$$

と計算される.正常は400以上とされ,300以下は中等度,200以下は重度の酸素化障害と評価される.

⑥ Sao_2

酸素飽和度とは酸素と結合したヘモグロビンの占める割合(%)を示したものである.

⑦ 判読手順

最初に pH からアシデミアかアルカレミアか

※1 炭水化物,脂質,蛋白質の摂取状況により異なるが,簡便に0.8を用いるのが一般的である.

呼吸器疾患の典型例から呼吸機能・血液ガスの関係を学ぶ　**149**

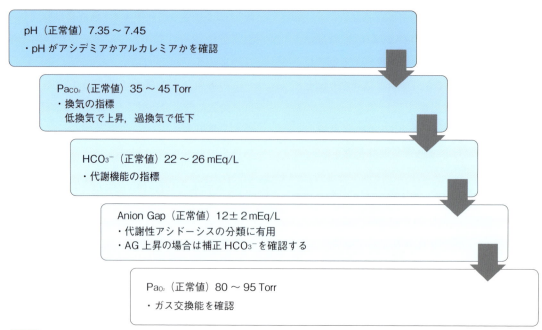

図5 動脈血液ガスの基準値と判断手順

を判断する．次に$PaCO_2$，HCO_3^-の値を確認し，pHの変化が呼吸性によるものか，代謝性によるものかを判断する．代謝性アシドーシスの場合にはアニオンギャップ(AG)を計算し，AGの増加がみられる例では補正HCO_3^-の確認も必要となる．$PaCO_2$やHCO_3^-の値が代償性変化の予測範囲内であるかを確認し，一因性の酸塩基平衡障害か，混合性酸塩基平衡障害かを判断する．

最後にPaO_2，A-aDO_2で肺胞の酸素化能を確認する(図5)．

酸塩基平衡障害

体内のpHは肺と腎臓の連携により7.4前後(7.35～7.45)に維持される．この肺と腎臓の連携が崩れる原因としては，呼吸障害が原因のもの(呼吸性)と代謝障害が原因のもの(代謝性)があげられる．さらに呼吸が原因で起こる酸塩基平衡障害を呼吸性アシドーシスと呼吸性アルカローシスに，代謝により起こる異常を代謝性アシドーシスと代謝性アルカローシスに分類する．

① 一因性酸塩基平衡障害

1)呼吸性アシドーシス(図6)

呼吸性アシドーシスとは，気流障害などでCO_2が蓄積することで血液が酸性に傾いた病態である．COPDや呼吸を司る脳や筋肉の神経筋疾患などではCO_2の呼出効率が低下するため，体内のCO_2濃度が上昇し相対的にHCO_3^-とのバランスが保てなくなる．

呼吸によりpHが酸性に傾いた状態が数時間以上続くと，pHを基準値に戻すため腎尿細管でのHCO_3^-の再吸収が始まり，数日後にpHが正常値に近づく．

2)呼吸性アルカローシス(図6)

呼吸性アルカローシスとは，低酸素血症を伴う間質性肺炎や呼吸中枢の刺激などで肺胞過換気が起こることで，CO_2が過剰に排出されpH

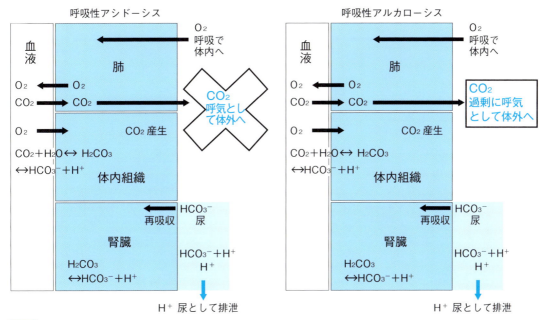

図6 呼吸性アシドーシスと呼吸性アルカローシス

がアルカリ性に傾いた病態である.

呼吸性アルカローシスのようにpHがアルカリ側に傾く状態が数時間持続すると,腎による代償は呼吸性アシドーシスとは逆の変化を起こし,HCO_3^-の排泄を促進してpHを正常に戻そうとする.代償がピークに達するとHCO_3^-は低値となり,pHの正常化がみられる.

3）代謝性アシドーシス（図7）

代謝性アシドーシスとは,HCO_3^-が減少し,pHが酸性に傾いた病態である.激しい下痢や尿細管性アシドーシスではHCO_3^-の過剰な消失が起こるためpHが酸性側に傾く.また,ケトン体が増加するケトアシドーシスや乳酸性アシドーシスでも,不揮発性酸が体内に過剰に蓄積するためpHが酸性側に傾く.このように代謝性アシドーシスはHCO_3^-の消失や酸の蓄積によって生じるため,原因の鑑別にはアニオンギャップ（AG）が重要となる.体内からHCO_3^-が喪失した状態では,不足した陰イオンの代わ

りに塩化物イオン（Cl^-）が増えるため陰イオンの相対量は変わらずAGは正常となるが,不揮発性酸が増加する症例ではAGは増加する.

(1) AG (anion gap)

血液中にはNa^+を主とする陽イオンとCl^-のような陰イオンがある.陽イオンと陰イオンの差をAGという.血液中には臨床上測定することのないイオンも含まれているが,次のような式を用いて判断する.

$$AG = Na^+ - (Cl^- + HCO_3^-)$$
正常値：12 ± 2 mEq/L

(2) 補正AG

アルブミン（Alb）は,血液中では陰イオンとして存在しているため,Albが低下するとAGも低下する.そのため,AG正常値を12,血清Alb濃度を4.0と仮定して,Alb濃度1.0の変化に対し2.5補正する必要がある.

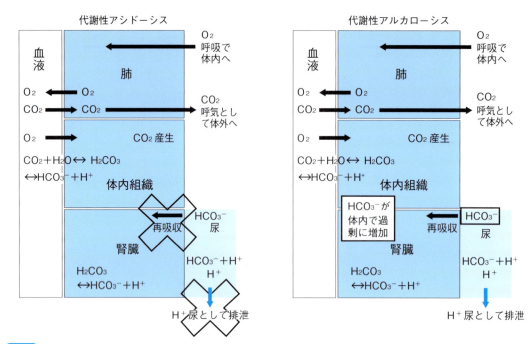

図7　代謝性アシドーシスと代謝性アルカローシス

補正 AG ＝ AG ＋ 2.5 ×（4 －血清アルブミン濃度）

(3) AG が正常な代謝性アシドーシス

高度の下痢や尿細管性アシドーシスなど，HCO_3^- を大量に失った場合に HCO_3^- の代わりに Cl^- が増える状態である．

(4) AG が増加する代謝性アシドーシス

糖尿病性アシドーシスや乳酸性アシドーシス，薬物中毒（パラアルデヒド，エチレングリコール，メタノール，アスピリン）などにより，不揮発性酸である陰イオンが体内に大量に蓄積した状態である．

(5) 補正（推測）HCO_3^-

AG が増加している代謝性アシドーシスでは，不揮発性酸である陰イオンの存在により HCO_3^- が減少している．補正 HCO_3^- は不揮発性酸である陰イオンが存在しない場合の HCO_3^- 値を推測する指標で，代謝性アルカローシスとの併発（混合性障害）の有無を知るのに有用な指標である．

補正 HCO_3^- は，以下の式で計算できる．

補正 HCO_3^- ＝（AG － 12）＋測定結果の HCO_3^- 値

計算結果が HCO_3^- の正常範囲（24 ± 2 mEq/L）以上であれば，代謝性アシドーシス＋代謝性アルカローシスとの混合性酸塩基平衡障害と判断できる．一方，実測 HCO_3^- が補正（推測）HCO_3^- より大幅に低下していれば，AG が正常な代謝性アシドーシスが隠れている可能性がある．

4）代謝性アルカローシス（図7）

代謝性アルカローシスは，HCO_3^- の増加によって起こる病態である．原因としては嘔吐などによる胃酸（水素イオン：H^+）の大量喪失や

表1	酸塩基平衡障害における代償性変化と限界値			
病態	一次性変化	代償性変化	代償の限界値	
代謝性アシドーシス	$HCO_3^-↓$	$Paco_2↓$	$Paco_2=15$ Torr	
代謝性アルカローシス	$HCO_3^-↑$	$Paco_2↑$	$Paco_2=60$ Torr	
呼吸性アシドーシス	$Paco_2↑$	$HCO_3^-↑$	急性：$HCO_3^-=30$ mEq/L	
			慢性：$HCO_3^-=42$ mEq/L	
呼吸性アルカローシス	$Paco_2↓$	$HCO_3^-↓$	急性：$HCO_3^-=18$ mEq/L	
			慢性：$HCO_3^-=12$ mEq/L	

塩化物イオン（Cl^-）の減少に伴う HCO_3^- の増加, 低カリウム血症による H^+ の細胞内移動などがあるが, HCO_3^- の増加が継続して起こる病態が存在している. 原因の鑑別には, 循環血漿量や尿中の Cl 濃度測定が必要不可欠である. 循環血漿量が低下し, 尿中 Cl^- が 10 mEq/L の代謝性アルカローシスとしては, 嘔吐や利尿薬投与, 胃液吸引などがあり, 循環血漿量が正常で尿中 Cl^- が >20 mEq/L の塩化物イオン抵抗性のアルカローシスとしては, アルドステロン症や, クッシング症候群, 高度の K^+ 喪失状態などがある.

5）代償反応

体内は, pH 7.4 前後（7.35～7.45）の弱アルカリ性でないと正常に機能できないため, pH が基準範囲を外れると, 呼吸や腎臓で酸またはアルカリの排出を行い, pH を正常な値に戻そうとする. この呼吸もしくは腎臓で pH 調節を行うことを「代償反応」という.

⑴腎性代償

呼吸性アシドーシスの場合など CO_2 が蓄積し HCO_3^- とのバランスが保てなくなると, 腎はpHを正常範囲に戻すため HCO_3^- の再吸収を始める. 通常, 腎による代償は 6～12 時間後から始まり, 48～72 時間でピークに達するとされているため, 発症から数日後に正常値へと近づいていく. 逆に呼吸性アルカローシスでは

$Paco_2$ の排出過剰により pH が上昇しているため, 腎による代償は呼吸性アシドーシスとは逆の変化を起こし, HCO_3^- の排泄を促進して pH を正常に戻そうと機能する.

⑵呼吸性代償

代謝性アシドーシスなど酸の過剰な蓄積や HCO_3^- の減少により pH が低下すると, 身体はすぐに呼吸回数を増加させる. このようにすることで $Paco_2$ を減少させ, pH を正常値へと近づけようと機能する. 逆に代謝性アルカローシスでは水素イオンの過剰な喪失や HCO_3^- の増加で pH が上昇しているため, 呼吸は呼吸回数を抑えて酸である CO_2 を蓄えようと働き, $Paco_2$ の上昇と pH の正常化に働く.

体内では pH を正常値へ近づけるよう呼吸や腎によって代償反応が行われるが, この代償反応にも限界が存在する（表1）. 代償反応の限界値を超えている症例や理論上の数値と一致しない症例では, さらに別の病態が存在する混合性酸塩基平衡障害を考える.

2 混合性酸塩基平衡障害

混合性酸塩基平衡障害とは, pH の異常をもたらす呼吸性もしくは代謝性の酸塩基障害が 2 つ以上同時に発生している病態のことをいう. 判断の仕方としては, まず基本となる一次性の酸塩基平衡障害を推察する. 次に, 一次性酸塩基平衡障害で起こる代償性変化が理論上の数値

呼吸器疾患の典型例から呼吸機能・血液ガスの関係を学ぶ　153

表2 酸塩基平衡障害による理論上の代償性変化

病態		代償性変化の理論式
呼吸性アシドーシス	急性	$\Delta HCO_3^- = 0.1 \times \Delta Pa_{CO_2}$
	慢性	$\Delta HCO_3^- = 0.35 \times \Delta Pa_{CO_2}$
呼吸性アルカローシス	急性	$\Delta HCO_3^- = 0.2 \times \Delta Pa_{CO_2}$
	慢性	$\Delta HCO_3^- = 0.40 \times \Delta Pa_{CO_2}$
代謝性アシドーシス		$\Delta Pa_{CO_2} = (1 \sim 1.3) \times \Delta HCO_3^-$
代謝性アルカローシス		$\Delta Pa_{CO_2} = (0.5 \sim 1.0) \times \Delta HCO_3^-$

と一致するか否かで判断していく．検査結果が理論上の数値と乖離しているようであれば，乖離させる別の病態が存在していると考える（表2）．

1）呼吸性酸塩基平衡障害＋代謝性酸塩基平衡障害

呼吸性アシドーシスの場合，代償反応は急性期と慢性期で異なる．急性期の呼吸性アシドーシスの場合，Pa_{CO_2} が10 Torr上昇するごとに HCO_3^- は1 mEq/L，慢性期では10 Torr上昇するごとに HCO_3^- は3.5 mEq/L増加する．

呼吸性アルカローシスの場合も代償反応は急性期と慢性期で異なる．急性期の呼吸性アルカローシスの場合，Pa_{CO_2} が10 Torr減少するごとに HCO_3^- は2 mEq/L，慢性期では10 Torr減少するごとに HCO_3^- は4.0 mEq/L増加する．

検査結果の解釈にあたっては，理論上の HCO_3^- 値を求め，一因性の呼吸性酸塩基平衡障害かを判断する．

2）代謝性酸塩基平衡障害＋呼吸性酸塩基平衡障害

代謝性アシドーシスの場合，HCO_3^- が10 mEq/L減少するごとに Pa_{CO_2} は12 Torr減少し，代謝性アルカローシスの場合は HCO_3^- が10 mEq/L上昇するごとに Pa_{CO_2} は7 Torr増加する．

理論上の Pa_{CO_2} 値を求め，結果が得られた Pa_{CO_2} 値と乖離する場合は，呼吸性酸塩基平衡障害との混合性障害と考える．

3）代謝性アシドーシス＋代謝性アルカローシス

AGが増加する代謝性アシドーシスでは，不揮発性酸である陰イオンの存在により HCO_3^- が減少している．不揮発性酸である陰イオンが

Column 〜マジックナンバー15〜

代謝性酸塩基平衡障害での呼吸性代償を予測する簡便な方法としてマジックナンバー15がある．本来，Pa_{CO_2} の正常値40から HCO_3^- の基準値の24を引くと16であるが，計算しやすい数として15を使用している．測定された Pa_{CO_2} と HCO_3^- で実測 Pa_{CO_2} ＝実測 HCO_3^- ＋15の関係が成り立てば，代謝性アシドーシスあるいはアルカローシスだけが存在していることを意味している．仮に実測 Pa_{CO_2} ＞予測 Pa_{CO_2} であれば代謝性酸塩基平衡障害＋呼吸性アシドーシス，実測 Pa_{CO_2} ＜予測 Pa_{CO_2} であれば代謝性酸塩基平衡障害＋呼吸性アルカローシスであることが判別できる[4]．

存在しない場合の HCO_3^- 値（補正 HCO_3^-）が，HCO_3^- の正常範囲（$24 \pm 2\,mEq/L$）以上であれば，代謝性アルカローシスとの混合性障害と考えられる．

おわりに

　呼吸機能や血液ガスを苦手に思う医療従事者は少なくない．今回，呼吸の仕組みや呼吸機能検査，知っておくべき代表症例，血液ガスの読解と幅広く記載した．正しい検査を行ううえで病態や主訴，経過など幅広く情報を収集し，血液ガスの苦手意識克服に本稿の内容が少しでも役立てば幸いである．

●参考文献・引用文献 ……………………………

1) 日本呼吸器学会 肺生理専門委員会 編：呼吸機能検査ガイドライン．メディカルレビュー社，2004.
2) 芳賀敏彦 総監修：見てわかる呼吸リハビリテーション②. pp.1-2, 帝人.

3) 日本呼吸ケア・リハビリテーション学会酸素療法マニュアル作成委員会，他 編：酸素療法マニュアル．メディカルレビュー社．2017.
4) 今井裕一：血液ガス分析のうらわざ．レジデントノート，**14**（6）：1123-1126，2012.
5) 久野健志，他：肺拡散能力の測定と肺・毛細管ブロック．肺機能セミナーテキスト 1998 年改訂版．
6) 家城正和：血液ガスの理解と血液ガスとの関係．看護技術，**59**（13）：34-45，2013.
7) 飯野靖彦：一目でわかる血液ガス 第2版．メディカルサイエンスインターナショナル，2013.
8) 松岡建，他：神経疾患のケアと呼吸病態．肺機能セミナーテキスト 1998 年改訂版．pp.374-380.
9) 鈴木範孝：呼吸療法で活かす！呼吸機能・血液ガスの知識．真興交易医書出版部，2015.
10) 家城正和：呼吸機能と血液ガスの関係．*Medical Technology*，**50**（9）：1013-1022，2022.
11) 家城正和：血液ガス分析で扱う基本パラメータと計算式．看護技術，**59**（13）：13-21，2013.
12) 家城正和：血液ガスの診断．看護技術，**59**（13）：34-45，2013.
13) 家城正和：酸塩基平衡異常の種類と病態．看護技術，**59**（13）：46-56，2013.
14) 家城正和：血液ガス分析．臨床検査，**61**（10）：1222-1231，2017.
15) 櫻井誠，他：酸素含量と酸素飽和度．臨床医，**18**（12）：10-13，1992.
16) 工藤翔二，他：血液ガステキスト 第2版．文光堂，2003.

手術と呼吸機能検査（意義とデータの読み方）

> 加藤　政利

> **POINT**
> - 呼吸機能検査は「術中の安全」と「術後の早期回復」に貢献できる．
> - 術後合併症の危険因子を評価し，予測する．
> - 麻酔による呼吸への影響を測定し，管理する．
> - 最近の報告によると，全例に対してスパイロメトリーを行わなくてもよいとするものもある．

周術期の定義とリスク

　一般的には，診察に基づき手術が決定してから，手術を終えて退院するまでを周術期とよぶことが多い．これは，手術の前後で医療者が関与できる部分という意味である．

　手術関連死は，もとからあった疾患の増悪や，誤嚥性肺炎・敗血症などの感染症によるものが多い．また，人口の高齢化は，手術を受ける患者に複数の基礎疾患をもつケースが多くなることから，リスクを上昇させる．これらを予防・管理するためには，術前の段階から患者の状態を正確に把握し適切な管理を行うことが重要となる．

周術期管理の目的と呼吸機能検査

　周術期管理の目的は，おもに「術中の安全」と「術後の早期回復」である．手術は，非常に侵襲的な手技であり，かつ麻酔によって呼吸と循環が不安定な状態になるため，リスク管理を徹底することが重要である．たとえば，呼吸器関連の基礎疾患の有無を事前に検索することで，人工呼吸器の使用による肺の動的過膨張（後述）からくる肺障害などを防ぐことが可能となる．

　したがって，術前の呼吸機能検査において基礎疾患の有無を検索することが「術中の安全」につながる．また，手術後にできるだけ早く元の生活に戻るためには，無理なく動くことができて，食事ができるようにする必要がある．そのため，痛み・吐き気をコントロールすることの他に，再挿管などにより感染症を起こさないようにすることが重要である．

　しかし，抜管後に自分で排痰（咳嗽）できないと再挿管の確率が上昇することから，事前にどのくらいの呼出能力があるのかを知ることが「術後の早期回復」につながる．

　このように術前の呼吸機能検査は，術中の呼吸管理および術後の感染症リスク管理に必要な情報を提供することが可能であり，「術中の安全」と「術後の早期回復」に貢献できる検査である．

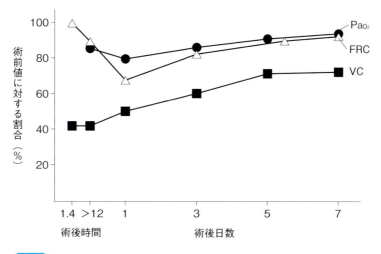

図1 術後の呼吸機能変化

(Craig, D.B.,et al.；1981[4] より引用，筆者訳)

術後合併症からみた術前呼吸機能検査の意義

術後の肺合併症の発症率は，無気肺や肺炎，呼吸不全，低酸素血症や慢性閉塞性肺疾患（chronic obstructive pulmonary disease；COPD）といった基礎疾患の増悪など6.8%に達している[1]．

また，1,202例を対象とした調査では，少なくとも一つ以上の肺合併症を有する患者は，死亡率，ICU入室率および在院日数の長期化率が高い．その危険因子として，年齢，喫煙，最近の新型コロナウイルス感染症（COVID-19）などの他にCOPDが明らかにされている[2]．

さらに，限定された条件ではあるものの死亡率との関連では，術後肺合併症を発症した患者の10.4%が30日以内に死亡したとの報告がある[3]．

このように，術後肺合併症は予後と関連し，その危険因子にCOPDが報告されていることから，基礎疾患としての呼吸器障害を事前に検索・把握することは周術期管理として非常に重要であり，術前の呼吸機能検査の意義は大きい．

術後の呼吸機能変化と合併症

術後の肺合併症は，肺活量の減少がおもな原因であることが知られている．胸部および上腹部の手術は肺活量（VC）を約50〜60%，機能的残気量（FRC）を約30%低下させる（図1）が，その原因は横隔膜の機能不全や術後の疼痛であることが多い．こうした換気量の減少による呼吸数の増加は合併症のリスクの一因とされ，手術時の麻酔薬や神経筋遮断薬などの残留も横隔膜の動きや声帯の開放などに対して抑制的に働く[4,5]．

このように換気が保たれにくい術後の状態は，咳嗽の抑制から痰の喀出を困難にし，その結果，再挿管となり術後合併症のリスクをさらに高めることにつながる．

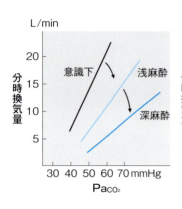 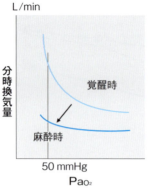

図2 麻酔によるPa$_{CO_2}$，Pa$_{O_2}$と換気量の変化

(高橋眞弓，他；2016[6]より引用)

表1 周術期のリスク

(伊藤裕之，他；2017[7]より引用)

手術部位
・肺切除術，心臓手術，その他の胸部手術
・上腹部手術
・下腹部手術

患者の状態
・70歳をこえる
・濃厚な喫煙歴，咳の存在
・病的肥満
・肺疾患の合併

麻酔による換気の変化

麻酔の深度が深まるほど，同じ換気量でも二酸化炭素（CO_2）排出は減少する．一方，動脈血酸素分圧（Pa$_{O_2}$）は50 mmHgを下回り始めると急速に換気量が増加する（図2）．これは，麻酔により動脈血二酸化炭素分圧（Pa$_{CO_2}$）に対する感度が低下していることを示す．通常の呼吸ではPa$_{O_2}$よりもPa$_{CO_2}$の感度が高いにもかかわらず，麻酔によりPa$_{CO_2}$感度が低下するため肺内の換気不均衡に注意しなければならない[6]．

麻酔は，全身麻酔の他，局所麻酔や末梢神経ブロックなどがある．これらの麻酔は，呼吸機能への影響が少なく四肢末梢の小手術によく用いられる．低呼吸機能の患者にも比較的安全に施行することができる．

一方，脊髄くも膜下・硬膜外麻酔は，呼吸筋群の収縮を抑制する作用があるため，麻酔範囲が胸部である場合には，肋間筋の収縮と胸郭の動きが抑制され，1回換気量の減少をきたす．しかし，低呼吸機能の患者でも短時間の下腹部手術であれば適応とされ，全身麻酔に比較して術後肺炎の発症を減少させ，死亡率が低下したとの報告もある．

術後合併症の危険因子

冠動脈バイパス術(coronary artery bypass grafting；CABG)では，COPDは肺炎，呼吸障害，脳梗塞，腎不全などの合併症発生の強い危険因子とされる．1秒量（FEV$_1$）が1,500 mL以上は正常と同等のリスク，1,000～1,500 mLで表1にあげたような手術部位や患者の状態だと症例ごとに要検討，1,000 mL以下では術後肺合併症の発生頻度が増加，750 mL以下では術後呼吸不全のリスクが高いとされてる[7]．

一方，肺切除を伴わない開胸手術の場合，FEV$_1$＜1.0 Lで人工呼吸器の導入確率が高く，FEV$_1$＜1.2 Lでは術後呼吸器合併症が40％，2年生存率が50％であると報告されている[8]．

術前 FEV₁ と肺切除手術の周術期死亡リスク

肺切除手術後の死亡率は，葉切除の場合は術前 $FEV_1 > 1.5$ L で 5 ％未満，肺摘出の場合は，$FEV_1 > 2.0$ L が必要であり，周術期死亡のリスクが低いと考えられる目安は％FEV＞80％と考えられている．

この他，あらかじめ術後の FEV_1 を予測する指標もあり肺の切除容量を用いて算出した術後の予測 1 秒量（ppo-FEV_1）が 40 ％未満の場合は，周術期死亡のリスクが増加するなど予後指標として報告されている．

> Predicted postoperative FEV_1：ppo-FEV_1
> ＝術前FEV_1×（残存肺区域数／総肺区域数）

呼吸機能の結果で開心手術の適応を決めるとするガイドラインや報告などはないが，一般的には％VC＞40％，FEV_1＞800 mL が開心術適応の目安と考えられている．

再挿管と予後

抜管失敗の定義は「抜管後 24～72 時間までに再挿管を必要とする患者」とされ，全抜管患者の 2～25％に発生する．再挿管は，肺炎などの合併症の発症に関連し，再挿管がない例に比し再挿管された例では，死亡率が高いことが知られている[9, 10]．また，高齢者を対象にした予期せぬ術後の再挿管（unplanned post-operative intubation；UPI）との関連を検討した報告では，UPI のない群では 30 日死亡率が 2.2％に対し，UPI があった群では 29.4％であった[11]．

術後の排痰（咳嗽）と呼出能力

全身麻酔では呼吸管理を体外的に行うため，気管挿管などが多用され，気管挿管自体の物理的刺激や麻酔ガスの冷刺激により気管支の痙攣を誘発することが知られている[12]．また，気道の胚細胞から粘液の分泌が促進され気道内に粘液が貯留しやすくなるため，吸引などの処置が必要となることが多い．抜管後は，自己排痰（咳嗽）により粘液を排出することが理想であるが，1 秒率（FVC）に代表されるような呼出力が低値の患者では咳嗽が難しい．ある研究では，呼気時の最大圧が低値の患者では術後の再挿管率が高く，再挿管例では最大呼気口腔内圧（maximal mouth expiratory pressure；MEP）が低値であったと報告されている[13, 14]．このことからも，呼吸機能検査によって FVC などの呼出能力を術前に確認しておくことは重要である．

咳のためには声門が開放された状態であることが望ましい．ところが，麻酔の影響によってうまく開放できないと呼気時の抵抗になってしまうことがある（スタッキング）．咳嗽は，第 1 相（咳の誘発），第 2 相（深い吸気），第 3 相（声門閉鎖による空気の圧縮），第 4 相（声門開放後の速い呼気）に区分され，FVC は第 2 相を，FEV_1 と MEP は第 4 相を反映することが知られている[15～17]．

体位による肺の変化 [18]

手術に多用される仰臥位では，腹腔内の臓器が横隔膜を胸腔内へ向けて押し上げ肺を圧迫するため，座位や立位の安静呼気位（FRC レベル）で残存していた空気が肺の外へ押し出される．麻酔下では筋肉の弛緩が進み，この現象が助長

手術と呼吸機能検査（意義とデータの読み方）　**159**

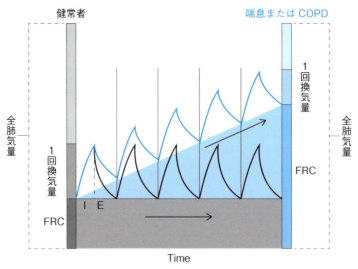

図3 COPDにおける動的過膨張
（Allen, G.B., et al.；2024[23]）より引用，筆者訳）
I：吸気，E：呼気.

される．仰向けになった時に，大きなため息のように息を吐きたくなるのは，この現象を表しているのかもしれない．

　肺胞レベルでの体位による変化を見てみると，仰臥位では肺の上に心臓や大きな血管などが乗っている形になることや，横隔膜への圧迫が背側優位になるため，仰臥位での肺胞圧は腹側＜背側となることがわかる．さらに，術中に肺に浮腫が起こり始めると肺自体の重量が増加し，さらに背側の肺胞圧が高くなって肺の虚脱を招くことがある．

人工呼吸器の呼吸筋への影響

　安静吸気時の70％の仕事を担う横隔膜は，人工呼吸器の使用によりび漫性萎縮を引き起こす可能性が示唆され，人工呼吸器誘発性横隔膜機能不全（ventilator-induced diaphragm dysfunction；VIDD）と呼ばれる[19]．

　超音波による横隔膜機能評価では，人工呼吸開始3日後から最大63％の患者で萎縮が見られ[20,21]，人工呼吸器離脱困難を引き起こし予後と関連したと報告されている[22]．

　また，気道の粘膜線毛運動性の低下により気管支粘液の輸送速度が障害され，分泌物が滞留することで肺炎を引き起こす．

人工呼吸の肺への影響（動的過膨張）

　安静換気時の曲線をみると理解しやすいが，呼気から吸気への流量の変化は呼気終末で徐々に減少し，吸気開始で徐々に増加している．ところが，機械的な呼吸管理をする自動呼気終末陽圧（auto-PEEP）などの場合，吸気は前の呼吸からの呼気の流れが完了する前に開始される（図3）．この時，若干の呼気を残したまま吸気に移行するため，肺内の残気量が少しずつ増加し肺の膨張を招くことになる[23,24]．これを動的過膨張（dynamic hyper inflation；DHI）といい，気道内の陽圧により肺胞が過膨張を起こす圧外

160

傷性の肺障害や，心臓への静脈還流が減少し低血圧を引き起こす原因となる．

その他の術前検査（呼吸器系）

術前の呼吸機能検査は，COPD，喘息患者，喫煙者，胸部または上腹部の手術予定の患者の無気肺，肺炎，術後長期の人工呼吸器の必要性など，術後肺合併症のリスクを判定し得る[25]．一方で，呼吸機能検査の結果のみで手術をキャンセルする根拠にはなり得ない．

また，肺切除における評価の場合，肺活量測定と肺拡散能（DLco）が予測値の80％以下で周術期合併症が増加，60％以下で周術期死亡が増加するといわれており，心肺運動負荷検査（cardiopulmonary exercise testing：CPX）などのさらなる検査が推奨されている．CPXによる最大酸素摂取量は，肺活量よりも術後合併症の予測に優れている[26]．

周術期死亡と運動耐容能

呼吸機能検査は，肺の大きさと換気能力を吸気と呼気の容量でみているが，実際の換気能力は肺でのガス交換を含む肺循環を同時に評価する必要がある．これは心肺機能と呼ばれ，CPXにより運動耐用能として評価が可能である[27]．

指標には，運動により消費した酸素量（最大酸素摂取量：$\dot{V}O_2max$）を使用し$\dot{V}O_2max$＜15〜20 mL/kg/min では，周術期死亡率が通常より高く，$\dot{V}O_2max$＜10 mL/kg/min になると周術期死亡率が25％をこえるとされている（図4）．

最近の報告

1,271人を対象にした，術前呼吸機能検査が術後肺合併症の予測の改善を検討した前向き研究（2023年）では，既知のCOPDを術後合併症の危険因子として考慮することは重要としつつも，既知または疑いのあるCOPD患者においては，追加して術前呼吸機能検査を行う必要はないと結論づけている．これは，すでに術後合併症のリスクがわかっているため，追加で術前呼吸機能検査を行っても術後合併症の予防措置に大きく影響しないとの理由からである．さらに，術前呼吸機能検査ではじめて診断されるCOPD患者は，COPDの重症度が低いため，術後肺合併症のリスク上昇因子にはならないとしている．

1990年代後半からは，術前呼吸機能検査が術後の肺合併症の予測因子とならないと結論づけた報告が出され始めていることも知っておく必要がある．

スクリーニングの意義の変化

前述のように，近年ではルーチンとして術前の呼吸機能検査の必要はないとの報告が散見される．一方で，多くの報告が示すように術前の患者状態の把握は周術期管理に必要な情報を提供しているのも事実である．

たとえば，COPDの患者数は増加しており，2030年には世界の死因3位となると予想されるなか，国内では40歳以上の人口の8.6％，約530万人が罹患していると推測されている．また，COPDは呼吸機能低下だけでなく栄養障害や循環器疾患など全身合併症を有することが多いため周術期管理が困難になりやすい[31]．

手術と呼吸機能検査（意義とデータの読み方）　**161**

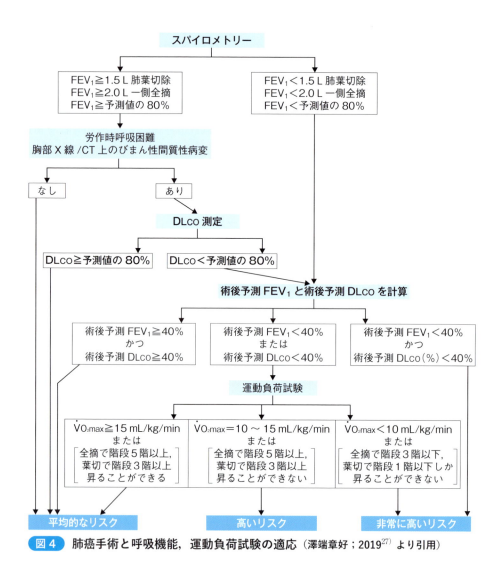

図4 肺癌手術と呼吸機能，運動負荷試験の適応（澤端章好；2019[27]）より引用）

さらに，2013年の調査からは術後30日以内の肺合併症の発生率ではCOPDを有さない患者10%に対して，有する患者は26%と高く，死亡率は1.4%に対して6.7%と高率であった[32]．

このことからも，近年の報告が術前の呼吸機能検査の意義のすべてを否定するものではないと言えるだろう．

● 参考文献・引用文献

1) Smetana, G.W., et al.: Preoperative pulmonary risk stratification for noncardiothoracic surgery: systematic review for the American College of Physicians. *Ann. Intern. Med.*, **144**(8): 581-595, 2006.
2) Fernandez-Bustamante, A., et al.: Postoperative Pulmonary Complications, Early Mortality, and Hospital Stay Following No cardiothoracic Surgery: A Multicenter Study by the Perioperative Research Network Investigators. *JAMA Surg.*, **152**(2): 157-166, 2017.
3) Alder, C., et al.: Preoperative risk factors and postoperative complications associated with mortality after outpatient surgery in a broad surgical population: an analysis of 2.8 million ACS-NSQIP patients. *Surgery.*, **174**(3): 631-637, 2023.
4) Craig, D.B., et al.: Postoperative recovery of pulmonary function. *Anesthesia and analgesia.*, **60**(1): 46-52, 1981.
5) Meyers, J.R., et al.: Changes in functional residual capac-

ity of the lung after operation. *Arch. Surg.,* 110（5）：576-583, 1975.

6）高橋眞弓, 他 編：麻酔科診療プラクティス20 臨床麻酔の疑問に答える生理学. 文光堂, 2016.

7）伊藤裕之, 他：術前の呼吸機能評価―基本に立ち戻り, 慎重な麻酔計画を練る. LiSA, 24(10)：950-953, 2017.

8）Wong, D.H., et al.：Factors associated with postoperative pulmonary complications with severe chronic obstructive pulmonary disease. *Anesth. Analg.,* 80（2）：276-284, 1995.

9）Menon, N., et al. Occurrence and complications of tracheal reintubation in critically ill adults. *Repir. care.,* 57（10）：1555-1563, 2012.

10）Chao, C.M., et al. Establishing failure predictors for the planned extubation of overweight and obese patients. *PLoS. One.,* 12（8）：e0183360, 2017.

11）Nafiu, O.O., et al.：Factors associated with and consequences of unplanned post-operative intubation in elderly vascular and general surgery patients. *Eur. J. Anesthesiol.,* 28（3）：220-224, 2011.

12）Duggappa, D.R., et al.：Anesthesia for patients with chronic obstructive pulmonary disease. *Indian J. Anaesth.,* 59（9）：574-583, 2015.

13）Lai, C.C., et al.：Establishing predictors for successfully planned endotracheal extubation. *Medicine*（*Baltimore*）*.,* 95(41)：e4852, 2016.

14）Epstein, S.K., et al.：Effect of failed extubation on the outcome of mechanical ventilation. *Chest.,* 112（1）：186-192, 1997.

15）有薗信一, 他：COPD患者の peak cough flow と Mechanical In Exsufflation による検討. 日本呼吸ケア・リハビリテーション学会誌, 19（1）：53-57, 2019.

16）山下弘二, 他：ケアハウスの高齢者に対する呼気筋トレーニングが随意的咳嗽力に及ぼす効果. 理学療法科学, 26（6）：777-780, 2011.

17）垣内優芳, 他：中高齢者の随意的咳嗽力に関連する因子. 日本呼吸ケア・リハビリテーション学会誌, 25（2）：272-275, 2015.

18）池田貴夫, 他：特別な状態での呼吸生理学①：体位による呼吸への影響. *Intensivist,* 12（1）：37-46, 2020.

19）石塚あずさ, 他：人工呼吸器を使いこなすための生理学.

medicina, 57（2）：238-244, 2020.

20）Goligher, E.C., et al.：Evolution of Diaphragm Thickness during Mechanical Ventilation. Impact of Inspiratory Effort. *Am. J. Respir. Crit. Care Med.,* 192（9）：1080-1088, 2015.

21）Nakanishi, N., et al. Change in diaphragm and intercostal muscle thickness in mechanically ventilated patients: a prospective observational ultrasonography study. *J Intensive Care.,* 7：56, 2019.

22）Dres, M., et al.：Coexistence and Impact of Limb Muscle and Diaphragm Weakness at Time of Liberation from Mechanical Ventilation in Medical Intensive Care Unit Patients. *Am. J. Respir. Care Med.,* 195（1）：57-66, 2017.

23）Allen, G.B., et al.：Invasive mechanical ventilation in acute respiratory failure complicating chronic obstructive pulmonary disease.

24）McCormack, M.C., et al. Dynamic hyperinflation in patients with COPD.

25）Zibrak, J.D., et al.：Indications for pulmonary function testing. *Ann. Intern. Med.,* 112(10)：763-771, 1990.

26）Olsen, G.N.：The evolving role of exercise testing prior to lung resection. *Chest.,* 95（1）：218-225, 1989.

27）澤端章好：肺がんの周術期生理検査. *Medical Technology,* 47(13)：1493-1498, 2019.

28）Dankert, A., et al.：Preoperative Spirometry in Patients With Known or Suspected Chronic Obstructive Pulmonary Disease Undergoing Major Surgery: The Prospective Observational PREDICT Study. *Anesth. Analg.,* 137（4）：806-818, 2023.

29）Brooks-Brunn, J. A., et al.：Predictors of postoperative pulmonary complications following abdominal surgery. *Chest.,* 111（3）：564-571, 1997.

30）Warner, D. O., et al.：Airway obstruction and perioperative complications in smokers undergoing abdominal surgery. *Anesthesiology.,* 90（2）：372-379, 1999.

31）Fukuchi, Y., et al.：COPD in japan：The Nippon COPD Epidemiology study. *Respirology.,* 9（4）：458-465, 2004.

32）Hinani, G., et al.：Impact or COPD on postoperative outcomes：results from a national database. *Chest.,* 143（6）：1599-1606, 2013.

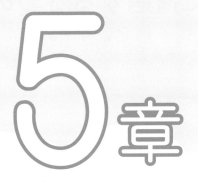

5章

呼吸機能パラメータの臨床での使用

5章　呼吸機能パラメータの臨床での使用

日常的に遭遇する2つのケースを中心に

❯ 鈴木　範孝

POINT

- 慢性閉塞性肺疾患（chronic obstructive pulmonary disease；COPD）や，その他の呼吸器疾患など，酸素療法を余儀なくされた患者では呼吸器機能障害の認定を受けることができる．
- 呼吸器機能障害には2級および5〜6級は存在せず，1，3，4級のみである．
- 身体障害者認定の際は，予測肺活量1秒率（指数）が使用されるが，最近では，身体障害者認定基準に実測肺活量と実測努力肺活量や，6分間歩行試験（6MWT）時の酸素飽和度最低値などが必要に応じて加えられるようになった．
- 進行性線維化を伴う間質性肺疾患（progressive fibrosing interstitial lung disease；PF-ILD）の重症度や予後の推定には，努力肺活量（FVC）や一酸化炭素肺拡散能力（DLco）が呼吸機能パラメータとして用いられる．

はじめに

　高齢化の進む現在，COPDなどの低肺機能症例は日常診療で増加傾向が懸念されており，最近では呼吸器機能障害認定基準の改定も行われた．また，膠原病に伴う進行性肺線維症の経過観察，重症度や予後の推定などにおいても，呼吸機能パラメータを用いた評価が重要度を増している．この章では日常的に遭遇する呼吸器機能障害認定や膠原病に伴う進行性肺線維症について，呼吸機能パラメータの臨床での使用や目的を中心に解説する．

身体障害者福祉法で使用される呼吸機能パラメータの意義と評価

1）呼吸器機能障害の身体障害者認定の適応と認定基準

　長期的な酸素療法を必要とするCOPDや，その他の低肺機能を有する呼吸器疾患など，酸素療法を余儀なくされた患者では，呼吸器機能障害の認定を受けることができる．症状，予測肺活量1秒率，Pao_2をもとに認定基準が定められている（表1）[1]．

2）呼吸器機能障害の認定申請の流れ

　患者本人あるいは患者家族が市町村福祉課で申請書類を入手し，指定医師による身体障害者診断・意見書を含めた必要書類を提出する．その後，審議され，約1カ月後に結果が判明する．身体障害者手帳を取得すると，障害の等級に応じた福祉サービスが受けられる．なお，呼吸器

表1 身体障害者（呼吸器機能障害）の等級と認定基準

〔身体障害者障害程度等級表（身体障害者福祉法施行規制別表第5号）[1] をもとに作成〕

等 級	区 分	解 説
1級	呼吸器の機能の障害により，自己の身辺の日常生活活動が極度に制限される者	呼吸困難が強いため歩行がほとんどできない者，呼吸障害のため指数*の測定ができない者，指数が20以下の者，またはPao₂が50 Torr以下の者をいう
2級	なし	
3級	呼吸器の機能の障害により，家庭内での日常生活活動が著しく制限される者	指数*が20をこえ30以下の者，もしくはPao₂が50 Torrをこえ60 Torr以下の者，またはこれに準じる者をいう
4級	呼吸器の機能の障害により，社会での日常生活活動が著しく制限される者	指数*が30をこえ40以下の者，もしくはPao₂が60 Torrをこえ70 Torr以下の者，またはこれに準じる者をいう
5〜6級	なし	

---

*指数：予測肺活量1秒率＝（1秒量／予測肺活量）×100で表される．

予測肺活量の算出

2001年に日本呼吸器学会から「日本人のスパイログラムと動脈血液ガス分圧基準値」として発表された肺活量予測式による予測肺活量を用いて算出する[2]．

　男性：$0.045 \times$ 身長（cm）$- 0.023 \times$ 年齢（歳）$- 2.258$
　女性：$0.032 \times$ 身長（cm）$- 0.018 \times$ 年齢（歳）$- 1.178$

予測式の適応年齢範囲（適応外は使用しないこと）

　男性：18〜91歳，女性：18〜95歳

その他，留意事項

・81歳以上の者でスパイロメトリーによる換気機能測定法の実施に支障のある者については，指数測定によらず原則として，動脈血O_2分圧により認定する．

・臨床医学的にスパイロメトリーの実施に根拠ある支障の場合は，その理由を具体的に記載する．

機能障害には2級および5〜6級は存在せず，1，3，4級のみである．

3 評価パラメータの特徴と等級・認定基準

・予測肺活量1秒率

（指数の特徴と新たに加えられた項目）

予測肺活量1秒率は換気機能指標の指数で，次の式で求められる．

$$1秒量（FEV_1）/予測肺活量（VCp）\times 100$$

予測肺活量1秒率（以下，指数）が身体障害者認定以外の場面で使用されることはまれである．

$$(FEV_1/VCp) \times 100 = (FEV_1/VC) \times (VC/VCp) = Tiffeneauの1秒率 \times \%VC$$

指数の計算式は上記のように展開できる．すなわち，指数は閉塞性障害（Tiffeneauの1秒率）と拘束性障害（%VC）をかけ合わせたものとして，両者を反映するという見方もできる．しかし，呼吸器機能障害を認定する実臨床では，肺活量の低下よりも1秒量の低下のほうが指数の低下に貢献する割合が大きく，指数は閉塞性障害に有利な指標となっている．

もう一つの基準であるPa_{O_2}と比較してFEV_1（1秒量）は，被検者の努力不足の場合は小さくなるため，客観性で劣る面がある．これらの点を補足し，また，閉塞性障害のみではなく，拘束性障害も考慮する必要から，じん肺法では，スパイロメトリーにおいて%VC<60は1秒率<70%かつ%FEV_1<50%を満たせば，著しい呼吸器機能障害と判定している．さらにじん肺法では，この基準に達しない場合でも，息切れの程度や動脈血ガス所見の基準を満たせば，「著しい障害あり」と判定される．

2016年4月の呼吸器機能障害者認定基準の改定では，実測肺活量と実測努力肺活量を併記することになった．活動能力の程度の分類は，長年Fletcher, Hugh-Jones（FHJ）の分類を使用してきたが，現在は国際比較が可能なmodified Medical Research Council dyspnea scale（修正MRC）を使用している．

その他，臨床所見として労作時の酸素飽和度の評価がある．指定難病である特発性間質性肺炎の重症度判定基準には，6分間歩行時のSp_{O_2}<90%が用いられているが，今回の改定でも身体障害者認定基準のなかに，新たに「たとえば，6分間歩行試験（6MWT）時の酸素飽和度最低値の測定」という一文が加えられた（診断書・意見書の文面にはない）．これらの項目や記載の追加により，総合的な評価の幅が広がり，呼吸器機能障害者認定基準がさらに充実することが期待される．

膠原病に伴う間質性肺炎の呼吸機能パラメータの使用

① 線維化が進行する代表的な疾患と呼吸機能パラメータ

間質性肺疾患のうち，肺が進行性に次第に硬くなり（進行性線維化），呼吸機能が低下していく病気を，進行性線維化を伴う間質性肺疾患（PF-ILD）とよんでいる．代表的な疾患として，関節リウマチ，全身性強皮症，多発性筋炎／皮膚筋炎，混合性結合組織病，シェーグレン症候群などの膠原病がある．これらの疾患は，重症度や予後と呼吸機能検査所見の関連性が指摘されており，特にFVCは間質性肺疾患（interstitial lung disease；ILD）の影響をより確実に反映すると考えられている[3]．もう一つの重要なパラメータは精密呼吸機能検査で測定されるDL_{CO}である．これはFVCとともに重症度の指標として用いられ，その低下は予後との関連が指摘されている[4]．

② 呼吸機能評価項目と変化量のとらえ方

線維化の進行評価項目として，FVCの減少率（mL/y），FVCの絶対または相対変化（mLまたは%予測値），DL_{CO}%予測値の絶対または相対変化などが提唱されている．その他，運動耐容能では，6MWTでの距離の絶対変化，6MWT中の酸素飽和度の最低値の変化，最大運動耐容能の変化も評価項目として重視される．

評価としての変化量のとらえ方には，%FVCの変化について，絶対変化量と相対変化量という考え方がある．%FVC60%の患者において10%の低下を例として考える場合，絶対変化量での10%低下は60%が50%になることを意味するが，相対変化量での10%の低下は，60%の10%で6%の低下であるため，60%が54%にな

表2 わが国における重症度分類（a），海外における重症度分類（b），IPF の臨床経過の評価方法（c）

a

重症度分類	安静時動脈血ガス	6分間歩行時 SpO_2
I 度	安静時 PaO_2：80 Torr 以上	
II 度	安静時 PaO_2：79〜70 Torr	90％未満の場合は III 度とする
III 度	安静時 PaO_2：69〜60 Torr	90％未満の場合は IV 度とする（危険な場合は測定不要）
IV 度	安静時 PaO_2：59 Torr 以下	（測定不要）

b

・FVC＜65％
・SpO_2＜88％（労作時，室内気）
・$DLco$≦50％

軽度（mild）	none
中等（moderate）	上記3項目のうち1項目
重症（severe）	上記3項目のうち2項目以上

c

改善	・TLC または VC の 10％以上の増加（あるいは少なくとも 200 mL 以上の増加） ・$DLco$ の 15％以上の増加（あるいは少なくとも 3 mL/min/mmHg 以上の増加） ・運動負荷検査時の SpO_2 または PaO_2 の改善または正常化
安定	・TLC または VC の 10％あるいは 200 mL 未満の変化 ・$DLco$ の 15％あるいは 3 mL/min/mmHg 未満の変化 ・運動負荷検査時の SpO_2 4 ％，あるいは PaO_2 4 mmHg 未満の変化
悪化	・TLC または VC の 10％あるいは 200 mL 未満の変化，200 mL 以上の減少 ・$DLco$ の 15％あるいは 3 mL/min/mmHg 以上の減少 ・安静時または運動負荷検査時の SpO_2 4 ％以上の低下，あるいは PaO_2 4 mmHg 以上の減少

ることを意味する．

特発性肺線維症(IPF)において相対変化量の10％の低下は，絶対変化量の10％低下と同様に予後推定の正確性は変わらず，より鋭敏であることが知られている[5]．このことから近年の臨床研究では，相対変化量が用いられている．

3）呼吸機能検査による重症度評価

IPF の重症度の評価には VC や FVC を用いることが一般的だが，肺高血圧の合併がある場合には $DLco$ の測定が有用といわれている[6]．IPFでは安静時の動脈血酸素分圧が正常であっても労作時の酸素分圧，酸素飽和度の低下が高率に認められることから，わが国では安静時の動脈血酸素分圧のみでなく 6MWT における desaturation の有無を組み込んだ重症度分類が用いられている（表2-a）．しかし，この表には呼吸機能検査の結果が含まれていない．これに対して，海外の重症度分類（表2-b）には FVC，$DLco$ の項目が含まれているが，まだその根拠は十分ではなく，症例を積み重ねて検討することが望まれる．

4）呼吸機能検査による予後の評価[7]

IPF などの線維化主体の特発性間質性肺炎では初診時における $DLco$ は予後予測に有用であり，％$DLco$＜40％で進行期と判断する．IPFでは初診より 6 〜12 カ月の時点での定期観察

Column ～特発性間質性肺炎（IIPs）とアルファベット略語～

　IIPsとは言い換えると「原因がよくわからない間質性肺炎」である．「特発性」という言葉は「原因がよくわからない」と理解すればよい．読み方は「とくはつせい」であり，「とっぱつせい」と読んでしまうと「突発性」という漢字になってしまう．原因のよくわからない特発性肺線維症（IPF）もIIPsの一種である．料理に置き換えて表現すると，IIPsはたまご料理全般のことを示す言葉だと理解するとわかりやすい[10]．IIPs（たまご料理全般）の種類を（図1-a）に示す[11]．この表にあるIPFも，たまご料理の一つになる．IPFは間質性肺疾患のなかでも，臨床で遭遇する機会が多い重要な疾患の一つである．IPF以外のIIPsとして頻度が高いのは，特発性非特異性間質性肺炎（NSIP）と特発性器質化肺炎（COP）であり，たまご料理（IIPs）のなかで，目玉焼きがIPFとすると，だし巻きたまごがNSIPで，オムレツがCOPといったイメージである（図1-b）．なお，臨床現場ではIPFは「特発性肺線維症」と「IPF」のどちらの呼び方も使われるが，NSIPやCOPはそのままアルファベットで読まれることが多く，日本語訳はあまり用いられない．

a

たまご料理

オムレツ　　目玉焼き

だし巻き
たまご

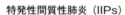

特発性間質性肺炎（IIPs）

| 特発性器質化肺炎（COP） | 特発性肺線維症（IPF） |

特発性非特異性間質性肺炎（NSIP）

b

料理に置き換えて理解すると　　　　　　　　　　　たまご料理全般を示す

改訂 ATS / ERS 特発性間質性肺炎（IIPs）分類（多面的診断）

おもな特発性間質性肺炎

● **慢性線維性間質性肺炎**
・特発性肺線維症：idiopathic pulmonary fibrosis（IPF）　
・特発性非特異性間質性肺炎：idiopathic nonspecific interstitial pneumonia（NSIP）

● **喫煙関連間質性肺炎**
・呼吸細気管支炎を伴う間質性肺疾患：respiratory bronchiolitis-associated interstitial lung disease（RB-ILD）
・剥離性間質性肺炎：desquamative interstitial pneumonia（DIP）

● **急性/亜急性間質性肺炎**
・特発性器質化肺炎：cryptogenic organizing pneumonia（COP）　
・急性間質性肺炎：acute interstitial pneumonia（AIP）

稀少特発性間質性肺炎

● **特発性リンパ球性間質性肺炎**：idiopathic lymphoid interstitial pneumonia（LIP）

● idiopathic pleuroparenchymal fibroelastosis（PPFE）

図1　たまご料理を例にした際のIIPsの考え方（Travis, W. D., et al.：2013[11] より引用）
　　a：IIPs（たまご料理全般）の種類．
　　b：IIPsがたまご料理全般を示すとすると，IPF，NSIP，COPはそれぞれ目玉焼き，だし巻きたまご，オムレツといったイメージでこの表を理解する．

の呼吸機能検査において基礎値からのFVC 10%以上の低下，あるいはDLco 15%以上の低下は，予後不良を示唆する．また，初診時の6MWTでのSpo₂低下の程度は，通常の呼吸機能検査より有用な予後規定因子となる．

5　IPFの臨床経過の評価方法

呼吸機能の長期的な変化はIPFの予後予測因子として重要であり，6カ月または12カ月以上のFVCの経時的悪化が生存率を下げることは明らかである[8]．IPFにおける臨床経過の評価に関しては，米国胸部医学会(ATS)/欧州呼吸器学会(ERS)の国際的なコンセンサスステートメントにおいて呼吸機能検査を用いることが推奨されている[9]．呼吸機能検査はIPFの臨床経過評価の重要なパラメータとして，TLCまたはVCの10%以上の増加やDLco 15%以上の増加を含めた3項目のうち2項目以上を満たす場合に「改善」と評価するとしている(表2-c)[9]．

IPF症例において同日に3回の呼吸機能検査を行い，FVCが90%以上の対象者では，最低値を除いた上位2回の測定値の差が5.3%以内であることも報告されており，これらの結果から%FVCの変化10%が有意と考えられている．しかし最近のデータでは，FVCの低下が5～10%程度であっても，予後を予測できるとされている．

●参考文献・引用文献

1) 厚生労働省：身体障害者障害程度等級表(身体障害者福祉法施行規則別表第5号)．https://www.mhlw.go.jp/bunya/shougaihoken/shougaishatechou/dl/toukyu.pdf(2022年10月12日アクセス)

2) 佐々木英忠，他：日本人のスパイログラムと動脈血液ガス分圧基準値．日本呼吸器学会雑誌，**39**(5)：383-399，2001．

3) 日本呼吸器学会，他 編：膠原病に伴う間質性肺疾患診断・治療指針2020．日本呼吸器学会，2020．

4) Steen, V. D., et al.：Severe restrictive lung disease in systemic sclerosis. *Arthritis Rheum.*, **37**(9)：1283-1289, 1994.

5) Richeldi, L., et al.：Relative versus absolute change in forced vital capacity in idiopathic pulmonary fibrosis. *Thorax.*, **67**(5)：407-411, 2012.

6) Hamada, K., et al.：Significance of pulmonary arte- rial pressure and diffusion capacity of the lung as prognosticator in patients with idiopathic pulmonary fibrosis. *Chest.*, **131**(3)：650-656, 2007.

7) Bradley, B., et al.：Interstitial lung disease guideline：the British Thoracic Society in collaboration with the Thoracic Society of Australia and New Zealand and the Irish Thoracic Society. *Thorax.*, **63**(suppl. 5)：v1-v58, 2008.

8) Collard, R. H., et al.：Changes in clinical and physiologic variables predict survival in idiopathic pulmonary fibrosis. *Am. J. Respir. Crit. Care Med.*, **168**(5)：538-542, 2003.

9) American Thoracic Society. Idiopathic pulmonary fibrosis：diagnosis and treatment. International consensus statement. American Thoracic Society(ATS), and the European Respiratory Society(ERS). *Am. J. Respir. Crit. Care Med.*, **161**(2 Pt 1)：646-664, 2000.

10) 倉原優：ナースのための世界一わかりやすい呼吸器診断学．pp.123-124，金芳堂，2016．

11) Travis, W.D., et al.：An official American Thoracic Society/European Respiratory Society statement：Update of the international multidisciplinary clas- sification of the idiopathic interstitial pneumonias. *Am. J. Respir. Crit. Care Med.*, **188**(6)：733-748, 2013.

日常的に遭遇する2つのケースを中心に

索 引

和文索引

あ

アニオンギャップ（AG）	150
アボガドロの法則	24
洗い出し量	91, 93

い

インターディペンデンス	9

う

運動負荷試験	52

え

エアートラッピング	5, 7
延髄	12

お

オシロメトリー	111
オニオンスキン・ダイアグラム	103

か

外肋間筋	10
化学的受容体	13
拡散障害	145
ガス交換機能検査	51
簡易型睡眠時無呼吸検査	121
簡易検査	121
換気・血流不均等	100, 101
換気機能検査	51, 52
換気血流比	101
換気障害	145
換気分類	82
換気力学	14
換気力学的検査	51
換気量	14
乾性咳嗽	2
感染対策	62, 63, 64

き

気管支拡張薬反応性検査（BDR）	51, 84, 85
機器・環境の清潔	68
機器の清拭	30
気腫型 COPD	98
気道抵抗（Raw）	17
気道抵抗値	2
気道防御機構	2
機能的残気量（FRC）	83, 87, 101
急変時対応	61
胸郭コンプライアンス（Ccw）	15
胸腔内圧	5
胸鎖乳突筋	10
共振周波数	115, 116
強制オシレーション法	111
胸膜腔	7
気流閉塞	5
気流量	14
気量（V）	14

く

空気感染	63, 64, 65, 67
クロージングキャパシティ（CC）	101
クロージング現象	104, 107
クロージングボリューム（CV）	100

け

頸動脈球部	12
血液ガス分析	51
言語的コミュニケーション	56

こ

広域周波オシレーション法	111
好酸球性 /2 型気道炎	136
較正器の較正	35
コーン孔	8
呼気一酸化窒素（呼気 NO）測定	51, 52, 136
呼吸インピーダンス	112
呼吸機能検査ガイドライン	74, 82

呼吸機能検査ハンドブック	74, 86
呼吸機能障害者認定基準	168
呼吸筋	2
呼吸仕事量（WOB）	14, 18
呼吸性アシドーシス	150
呼吸性アルカローシス	150
呼吸調節	2
呼吸抵抗（Rrs）	17, 112
呼吸部	2
呼吸不全	148
呼吸リアクタンス（Xrs）	112
個人防護具（PPE）	66
コヒーレンス	115
コミュニケーション	55, 56
コミュニケーション力	54, 61
混合性酸塩基平衡障害	153
コンセンサスステートメント	171

さ

サーファクタント	8
再現性	80, 81
再挿管と予後	159
サイレントゾーン	6
残気率	90
酸素飽和度低下指数（ODI）	131

し

シールドラバー	30
斜角筋	10
蛇管の洗浄乾燥	29
シャルルの法則	23
周期性四肢運動障害	122
周術期	156
修正 MRC	168
周波数依存性	115
終夜睡眠ポリグラフ検査（PSG）	121
手指衛生	68
術後合併症	157
術後合併症の危険因子	158
術後の呼吸機能変化	157

小児の検査	84
除湿剤	29, 30, 31, 32
新型コロナウイルス感染症（COVID-19）	62, 63, 64
心胸郭比	38
真空ポンプ	31
神経筋疾患（重症筋無力症）	148
人工呼吸器の呼吸筋への影響	160
人工呼吸の循環への影響	160
進行性線維化	168
進行性線維化を伴う間質性肺疾患（PF-ILD）	168
身体障害者認定	166
身体障害者福祉法	166
深部静脈血栓症（DVT）	41
心不全の分類	39

す

水蒸気圧	24
推定収縮期肺動脈圧	41
睡眠時随伴症	122
睡眠時無呼吸症候群（SAS）	121

せ

接遇	55
接触感染	63, 64
接触予防策	62, 63
絶対変化量	168
全気道抵抗	2
喘息	136
全肺気量（TLC）	83

そ

総呼吸面積	2
臓側胸膜	7
相対的禁忌	53, 54
相対変化量	168
ソーダライム	29, 30, 31, 32, 87

た

代謝性アシドーシス	151
代謝性アルカローシス	152

代償反応	153
大動脈球部	12
妥当性	80
単位	21, 22, 23

て

抵抗（R）	17
低酸素血症	100, 101, 106, 107
手袋	68

と

特発性間質性肺炎（IIPs）	97, 170
特発性器質化肺炎（COP）	170
特発性肺線維症（IPF）	147, 169, 170, 171
特発性非特異性間質性肺炎（NSIP）	170
努力肺活量（FVC）	57, 59, 74, 75
ドルトンの法則	25

な

内肋間筋	10

に

日本語版エプワース眠気尺度（JESS）	127

ね

ネガティブフィードバック	12

の

ノロウイルス感染症	64

は

肺エコー	45
肺拡散能力（DLco）	87
肺拡散能力検査	51, 52
肺合併症の予測因子	161
肺活量（VC）	28, 50, 51, 53, 57, 58, 74, 75
肺過膨張	5
肺胸郭コンプライアンス（Crs）	17
肺気量	14
肺気量分画	75

肺結核	63
肺高血圧症	37, 40, 41, 42
肺コンプライアンス（CL）	16
肺サーファクタント	17
肺実質系	2
肺弾性収縮力	16
肺胞気 - 動脈血酸素分圧較差（A-aDO$_2$）	146, 149
肺門部	7

ひ

非言語的コミュニケーション	56, 57
飛沫予防策	62, 66
病院設備設計ガイドライン（空調設備編）（HEAS-02）	64
表面張力	17

ふ

フィルター機能	2, 5
フローボリュームカーブ	58
フローボリューム曲線	75, 76, 80, 81
分岐数	2

へ

ベースエクセス（BE）	149
米国胸部医学会（ATS）/ 欧州呼吸器学会（ERS）	170, 171
閉塞性睡眠時無呼吸症候群（OSA または OSAS）	122
ベインブリッジ反射	12
壁側胸膜	7
ヘリウム閉鎖回路法	87
ヘリング・ブロイアー反射	12
ヘンリーの法則	25

ほ

ボイル・シャルルの法則	21, 23, 24
ボイルの法則	23
補正（推測）HCO$_3^-$	152
補正 AG	151

ま

膜様部	5
マクロファージ	8
マジックナンバー15	154
末梢気道病変	101
慢性閉塞性肺疾患（COPD）	89, 145, 166

む

無呼吸低呼吸指数（REI）	131

め

迷走神経反射	12

も

モストグラフ	111

や

薬剤耐性菌感染症	63

よ

容積比	7
予後予測因子	171
予測肺活量1秒率（指数）	166, 167

り

流量（$\dot{V}$）	14

れ

レジデントガス法	102

欧文索引

0.1% 次亜塩素酸ナトリウム	64, 69, 70, 71
1 次記号	21, 22
1 秒量（FEV1）	75, 76
2 次記号	21, 22
6 分間歩行試験（6MWT）	168
Ⅰ型肺胞細胞	8
Ⅱ型肺胞細胞	8
$A\text{-}aDO_2$	146, 148, 149, 150
AG	150
airway resistance；Raw	17
ATPS	25, 26
BE	149
B-line	45, 46
BTPS	25, 26, 87
chest wall compliance；Ccw	15
chronic obstructive pulmonarydisease；COPD	89, 145, 166
closing capacity；CC	101, 102
closing volume；CV	100, 101
CO メータ	32
diffusing capacity for lung in carbon monoxide；DL_{CO}	87
DVT	41
forced expiratory volume in 1 second；FEV_1	75
Fletcher, Hugh − Jones（FHJ）の分類	168
flow；$\dot{V}$	14
functional residual capacity；FRC	83, 87
forced vital capacity；FVC	57, 58, 59, 60, 74
HCO_3^-	148
He メータ	32
HFpEF	39, 40, 46
IIPs	170
interdependence	9
John Hutchinson	50
JRS2001 肺活量予測式	77
lung compliance；CL	16
LVEF が保持された心不全（HFpEF）	39, 40, 46

modified Medical Research Council dyspnea scale	168
N_2 メータ	34
N95 マスク	66, 67
NIOX VERO®	139
NObreath®	137
obstructive sleep apnea syndorome；OSA または OSAS	122
OSA-18	127
oxygen desaturation index；ODI	131
P/F ratio（P/F 比）	149
Pa_{CO_2}	144, 148
Pa_{CO_2} に対する感度が低下	158
Pa_{O_2}	144, 149
pH	148
PPE	66
PSG	121
respiratory event index；REI	131
respiratory system compliance；Crs	17, 112
respiratory system resistance；Rrs	17, 112
Sa_{O_2}	149
sleep apnea syndrome；SAS	121
silent zone	100, 101
small airway	6
Sp_{O_2}	121
STPD	25, 26
Tiffeneau の 1 秒率	167
total lung capacity；TLC	83
vital capacity；VC	28, 50, 51, 57, 58, 74
volume；V	14
Wasserman の循環の輪	36
work of breathing；WOB	18

呼吸機能検査の苦手意識をなくす本
　エキスパートから学ぶ知識とコツ　　　　　　　ISBN978-4-263-22939-2

2024年12月10日　第1版第1刷発行

　　　　　　　　　　　　　　編著者　鈴　木　範　孝
　　　　　　　　　　　　　　発行者　白　石　泰　夫
　　　　　　　　　　　　　　発行所　医歯薬出版株式会社
〒113-8612　東京都文京区本駒込1-7-10
TEL.（03）5395−7621（編集）・7616（販売）
FAX.（03）5395−7603（編集）・8563（販売）
https://www.ishiyaku.co.jp/
郵便振替番号 00190-5-13816

乱丁，落丁の際はお取り替えいたします　　印刷・壮光舎印刷／製本・壮光舎印刷
Ⓒ Ishiyaku Publishers, Inc., 2024. Printed in Japan

本書の複製権・翻訳権・翻案権・上映権・譲渡権・貸与権・公衆送信権（送信可能化権を含む）・口述権は，医歯薬出版（株）が保有します．
本書を無断で複製する行為（コピー，スキャン，デジタルデータ化など）は，「私的使用のための複製」などの著作権法上の限られた例外を除き禁じられています．また私的使用に該当する場合であっても，請負業者等の第三者に依頼し上記の行為を行うことは違法となります．

[JCOPY] ＜出版者著作権管理機構 委託出版物＞
本書をコピーやスキャン等により複製される場合は，そのつど事前に出版者著作権管理機構（電話03-5244-5088, FAX 03-5244-5089, e-mail:info@jcopy.or.jp）の許諾を得てください．